D1717845

Referenz-Reihe
Radiologische Diagnostik

Dünndarmradiologie

Referenz-Reihe
Radiologische Diagnostik

Herausgegeben von Ulrich Mödder

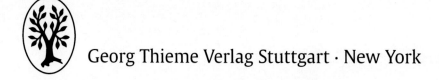
Georg Thieme Verlag Stuttgart · New York

Dünndarmradiologie

Enno Trüber
Volkher Engelbrecht

Geleitwort von H. Herlinger

171 Abbildungen, 15 Tabellen

Georg Thieme Verlag Stuttgart · New York 1998

Dr. med. Enno Trüber
Leopoldina-Krankenhaus gGmbH
Chefarzt
Institut für Strahlendiagnostik
Gustav-Adolf-Straße 8

97422 Schweinfurt

Priv.-Doz. Dr. med. Volkher Engelbrecht
Institut für Diagnostische Radiologie
Heinrich-Heine Universität
Moorenstraße 5

40225 Düsseldorf

Reihenherausgeber:

Prof. Dr. med. Ulrich Mödder
Institut für Diagnostische Radiologie
Heinrich-Heine-Universität
Moorenstraße 5

40225 Düsseldorf

Einbandabbildungen:

links: normaler Dünndarm
rechts: CT eines Karzinoids mit Metastasen

Die Deutsche Bibliothek – CIP-Einheitsaufnahme

Trüber, Enno:
Dünndarmradiologie: 15 Tabellen / Enno Trüber ;
Volkher Engelbrecht. Geleitw. von H. Herlinger. –
Stuttgart ; New York : Thieme, 1998
    (Referenz-Reihe radiologische Diagnostik)

© 1998 Georg Thieme Verlag,
Rüdigerstraße 14,
D-70469 Stuttgart

Printed in Germany

Satz: Fotosatz Herbert Buck,
D-84036 Kumhausen;
gesetzt auf Macintosh (QuarkXPress)
Druck: Gutmann & Co., D-74388 Talheim

ISBN 3-13-107091-9   1 2 3 4 5 6

Wichtiger Hinweis:
Wie jede andere Wissenschaft ist die Medizin
ständigen Entwicklungen unterworfen. For-
schung und klinische Erfahrung erweitern un-
sere Erkenntnisse, insbesondere was Behandlung und medikamentöse Therapie anbelangt.
Soweit in diesem Werk eine Dosierung oder
eine Applikation erwähnt wird, darf der Leser
zwar darauf vertrauen, daß Autoren, Herausge-
ber und Verlag große Sorgfalt darauf verwandt
haben, daß diese Angabe **dem Wissensstand
bei Fertigstellung des Werkes** entspricht.
Für Angaben über Dosierungsanweisungen und
Applikationsformen kann vom Verlag jedoch
keine Gewähr übernommen werden. **Jeder Benutzer ist angehalten,** durch sorgfältige Prüfung der Beipackzettel der verwendeten Präpa-
rate und gegebenenfalls nach Konsultation eines Spezialisten festzustellen, ob die dort gege-
bene Empfehlung für Dosierungen oder die Beachtung von Kontraindikationen gegenüber der
Angabe in diesem Buch abweicht. Eine solche
Prüfung ist besonders wichtig bei selten verwendeten Präparaten oder solchen, die neu auf
den Markt gebracht worden sind. **Jede Dosierung oder Applikation erfolgt auf eigene Gefahr des Benutzers.** Autoren und Verlag appel-
lieren an jeden Benutzer, ihm etwa auffallende
Ungenauigkeiten dem Verlag mitzuteilen.

Geleitwort

Innerhalb der Hohlorgane des Verdauungstraktes zwischen Mundhöhle und Analkanal ist der Dünndarm nicht nur der längste und am wenigsten zugängliche Abschnitt, sondern auch das einzige Organ, das für das Überleben unverzichtbar ist. Unter den vielen radiologischen Wegen, den Dünndarm zu untersuchen, sind die einfachen häufig von begrenztem Wert. Aufwendige Methoden können, vorausgesetzt, daß sie beherrscht werden, detaillierte Hinweise zur Diagnose liefern.

Es gibt jedoch einen wichtigen Schritt zwischen radiologischen Hinweisen und Diagnose: Unzählige Krankheiten betreffen den Dünndarm. Einige wenige kommen häufig vor, die meisten sind selten oder extrem selten. Die radiologisch aufgezeigten Veränderungen, insbesondere die pathologischen (Schleimhaut-) Muster sind in ihrer Zahl und Variabilität eingeschränkt und deshalb oft zunächst unspezifisch. Der Radiologe muß deshalb bei der Diagnosestellung die Kombination von Hinweiszeichen, ihr Verteilungsmuster und ihre Ausprägung stets unter Berücksichtigung des klinischen Hintergrunds einordnen und bewerten.

Dieses Buch ist mit großer sprachlicher Klarheit geschrieben und besticht durch sehr gute Illustrationen. Für Radiologen wird es eine Hilfe sein, wenn es darum geht, die mit optimaler Technik herausgearbeiteten Details richtig zu deuten oder eine abgestufte Liste von Differentialdiagnosen zu erstellen.

Es ist mir eine ehrenvolle Aufgabe, dieses Buch nachhaltig jedem Radiologen zu empfehlen, der sich mit der Diagnostik gastroenterologischer Erkrankungen beschäftigt. Dies gilt gleichermaßen für jeden Gastroenterologen, Internisten oder Chirurgen, in dessen Behandlungskonzept die radiologische Diagnostik einen festen Platz hat.

H. Herlinger,
Philadelphia

Vorwort des Herausgebers der Referenz-Reihe Radiologische Diagnostik

Die klassische konventionelle radiologische Diagnostik des Intestinums hat mit Einführung und zunehmender Verbreitung endoskopischer Verfahren erhebliche quantitative Einbußen erfahren. Sowohl der obere Verdauungstrakt – Speiseröhre und Magen – als auch der Dickdarm werden nur noch in Einzelfällen vom Radiologen untersucht. Im chirurgischen Krankengut erwartet man therapieentscheidende Aussagen vielfach nur noch bei postoperativen Verlaufskontrollen. Im Mittelpunkt der radiologischen Diagnostik des Darms steht heute die Dünndarmuntersuchung. Das Enteroklysma bzw. die Dünndarmdarstellung nach Sellink sind allgemeiner Standard für Untersuchungen des Jejunums, Ileums bzw. des terminalen Ileums. Die Untersuchungstechnik und die Beurteilungskriterien müssen von jedem angehenden Facharzt beherrscht werden. Aber auch die für zahlreiche Krankheitsbilder des Darms ergänzend einzusetzenden Verfahren – Sonographie, Computertomographie und Angiographie – müssen hinsichtlich ihrer Aussagemöglichkeit für Erkrankungen des Dünn- und Dickdarms und des Peritonealraums erlernt werden. Sie wurden deshalb in einen unmittelbaren Zusammenhang mit Veränderungen des Intestinaltrakts erörtert, um eine integrale Bildanalyse zu ermöglichen. Überschneidungen mit den methodisch orientierten Büchern der Referenz-Reihe über Computertomographie, Sonographie und Angiographie wurden bewußt in Kauf genommen. Erst der souveräne Einsatz aller radiologischen Verfahren erbringt den heute geforderten Qualitätsstandard in der modernen radiologischen Diagnostik.

Wenn darüber hinaus auch erfahrene und schon länger im Berufsleben tätige Radiologen, Internisten und Chirurgen bei selteneren Krankheitsbildern Anregungen für Diagnose und Differentialdiagnose in diesem Buch finden würden, hätten sich die Bemühungen der Autoren mehrfach gelohnt.

Für ihre umfangreiche Dokumentation und ihre große Sorgfalt bei der Zusammenstellung auch ungewöhnlicher und seltener Befunde sei beiden Autoren an dieser Stelle herzlich gedankt.

Düsseldorf, im Januar 1998   *Ulrich Mödder*

Vorwort

Radiologische Untersuchungen des Magen-Darm-Trakts werden seit knapp 100 Jahren durchgeführt. Die Kunst der radiologischen Diagnostik von Speiseröhre, Magen und Dickdarm droht zunehmend in Vergessenheit zu geraten, weil Internisten und Chirurgen häufig primär die ihnen zur Verfügung stehenden endoskopischen Verfahren einsetzen. Abgesehen vom oberen Duodenum und terminalen Ileum ist der Dünndarm der Endoskopie dagegen nicht zugänglich. Diese Umstände haben dazu geführt, daß die radiologische Dünndarmdiagnostik vielerorts zum Schwerpunkt des konventionellen Röntgens im Bereich des Gastrointestinaltrakts geworden ist.

Die anatomische Lage der eng neben- und übereinander gelegenen, sich in Dauerbewegung befindlichen Dünndarmschlingen und der vorgeschaltete, diskontinuierlich entleerende Magen bewirken, daß der Dünndarm für die Radiologie des Magen-Darm-Trakts ein schwieriges Gebiet ist. Die Kontrastmittelinstillation über eine Sonde und die Verwendung von Methylzellulose als Distensionsmedium haben durch die plastische transparente Dünndarmdarstellung zu einer entscheidenden Verbesserung der Röntgendiagnostik geführt. Sonographie und Computertomographie ermöglichen als Schnittbildverfahren die exakte Beurteilung von Darmwandverdickungen, wandüberschreitenden Prozessen und extraintestinalen Erkrankungen. Schwerpunkt der Angiographie ist die Beurteilung von intestinalen Ischämien und die Darstellung von vermehrt vaskularisierten Raumforderungen.

Das vorliegende Buch soll den Standard der radiologischen Dünndarmdiagnostik für den in Ausbildung befindlichen Radiologen repräsentieren. Ihm dient es als Leitfaden zum Erlernen der Untersuchungstechnik, der wesentlichen pathophysiologischen Grundlagen und der relevanten Dünndarmerkrankungen mit ihren typischen radiologischen Befunden. Dem erfahrenen Radiologen können die zahlreichen Abbildungen auch seltener Erkrankungen als Vergleichsmaterial für die tägliche radiologische Dünndarmdiagnostik dienen, zumal ein derartiges Buch mit einer Berücksichtigung sämtlicher Untersuchungsverfahren des Dünndarms eine Lücke auf dem deutschen Markt schließt.

Der Dank der Autoren gilt allen, die an der Erstellung dieses Buches beteiligt waren. Hier insbesondere Frau Susanne Huiss für die rasche redaktionelle Bearbeitung der Beiträge, Herrn Rolf Dieter Zeller für die professionelle Herstellung und Gestaltung und Herrn Dr. Thomas Scherb für sein persönliches Engagement und die stete Unterstützung bei der Verwirklichung dieses Buches.

Schweinfurt und Düsseldorf, im Februar 1998
Enno Trüber und Volkher Engelbrecht

Inhaltsverzeichnis

Diagnostische
Grundlagen

1 Untersuchungsverfahren

Einführung

Die *fraktionierte Dünndarmpassage nach Pansdorf* (1937) war bis 1975 das am meisten eingesetzte Verfahren zur Diagnostik von Dünndarmerkrankungen. Sie basierte auf der oralen Gabe von 500–600 ml einer Bariumsulfatsuspension mittlerer Dichte. Zur Unterstützung der Magenentleerung wurde der Patient in Rechtsseitenlage gebracht und in Abständen von ca. 15 Minuten durchleuchtet. Unter dosierter Kompression erfolgte die Abbildung der einzelnen Dünndarmabschnitte mit Übersichts- und Zielaufnahmen im Verlauf der peristaltikbedingt von oral nach aboral fortschreitenden Darmkontrastierung. Hauptnachteil dieser Untersuchungsmethode war die magenentleerungsabhängige, diskontinuierliche Darmfüllung mit einer unvollständigen Wanddehnung und einer wechselnden Transparenz der einzelnen Darmschlingen. Dieses Untersuchungsverfahren wird heute nur noch selten im Anschluß an eine Röntgenuntersuchung des Magens in Form von sog. Spät- oder Verfolgungsaufnahmen des Dünndarms durchgeführt.

Nach unterschiedlichen Versuchen der radiologischen Dünndarmdarstellung mit einer Kontrastmittelapplikation über eine im Duodenum positionierte Sonde wurde das *Enteroklysma* als intestinale Einlaufmethode in Doppelkontrasttechnik 1975 von *Sellink* in die Röntgendiagnostik eingeführt. Das Kontrastmittel wurde dabei erstmalig über eine transnasal oder -oral eingeführte und auf Höhe der Flexura duodenojejunalis positionierte Sonde appliziert. Die wesentliche Modifikation erfolgte 1978 durch *Herlinger*, der die Infusion von Methylcellulose als Distensionsmedium im Anschluß an die sondenunterstützte Bariumsulfatgabe propagierte. Erst diese *Kombination von Kontrast- und Füllungsmedium* führte zu einer befriedigenden Darstellung von distendierten und transparenten Dünndarmschlingen bei gleichzeitigem Wandbeschlag des Kontrastmittels im Sinne einer optimalen Doppelkontrastdarstellung des Intestinums. Diese Form des Enteroklysmas ist die derzeit am weitesten verbreitete Methode der radiologischen Dünndarmdarstellung.

Die Enteroklysmauntersuchung steht im Mittelpunkt der diagnostischen Verfahren bei vermuteter oder bekannter Dünndarmerkrankung. Sonographie und CT haben oft komplementären Charakter und sind insbesondere bei wandüberschreitenden Darmerkrankungen oder mesenterialen und peritonealen Krankheitsmanifestationen unerläßlich. Ischämische Darmerkrankungen und akute intestinale Blutungen erfordern meist die Durchführung eine Angiographie. Die Domäne der nuklearmedizinischen Verfahren ist die Lokalisation der Blutungsquelle bei chronischen Dünndarmblutungen.

Patienten mit Symptomen, die auf eine gastrointestinale Erkrankung deuten, werden heute überwiegend zunächst endoskopisch in Form einer *Ösophagogastroduodenoskopie* und einer *Koloskopie* untersucht. Die Ergebnisse dieser Untersuchungen und das Resultat der Abdomensonographie liegen deshalb zum Zeitpunkt der Sellink-Untersuchung meist vor. Haben die genannten Untersuchungen keinen Krankheitsbefund ergeben, soll in der Regel eine Erkrankung des endoskopisch nicht zugänglichen Dünndarms ausgeschlossen werden. Da den Beschwerden dieser Patienten häufig funktionelle Störungen zugrunde liegen, fällt das Enteroklysma hier in etwa der Hälfte der Fälle normal aus.

Typische Beschwerden bei Dünndarmerkrankungen

Die diagnostische Ausbeute beim Enteroklysma ist naturgemäß um so höher, je stärker der klinische Verdacht auf eine Dünndarmerkrankung ist. Dringende Hinweise hierauf ergeben sich bei Patienten mit:

- Diarrhö und Bauchschmerzen, insbesondere bei Zeichen einer Malabsorption,
- krampfartige Bauchschmerzen,
- Übelkeit und Erbrechen,
- Gewichtsverlust,

- gespanntes Abdomen, insbesondere nach Operationen,
- umbilikale Schmerzen oder Schmerzen im rechten unteren Abdominalquadranten,
- Hämatochezie bei negativer Ösophagogastroduodenoskopie und Koloskopie.

Enteroklysma

Untersuchung

Aufklärungsgespräch. Das Aufklärungsgespräch ist eine wichtige Voraussetzung für das Gelingen der Enteroklysmauntersuchung. Hier hat sich für ambulante und stationäre Patienten gleichermaßen das Merkblatt „Kontrastdarstellung des Dünndarm" (Diomed-Aufklärungssystem, Bestell-Nr. 05/008) bewährt, das von Patient und Arzt unterschrieben werden sollte. Die Erläuterung der Untersuchung im sachlich zugewandten Gespräch dient der Herstellung eines Vertrauensverhältnisses und ist dazu geeignet, Ängste abzubauen. Hilfreich ist es häufig, den Patienten darauf hinzuweisen, daß nach Abschluß des Vorschiebens der Sonde durch Ösophagus, Magen und Duodenum kaum weitere Unannehmlichkeiten im Untersuchungsablauf zu erwarten sind.

Vorbereitung. Die freie Passage der Fließmedien durch das Intestinum ist nur gewährleistet, wenn der Patient abgeführt ist. Ein stuhlgefülltes Kolon wirkt als mechanische Bremse und beeinträchtigt die Enterosklysmaqualität. Der Patient erhält daher am Mittag des Vortags eine leichte Mahlzeit und abends nur klare Flüssigkeiten wie Bouillon oder Tee. Zusätzlich erfolgt die einmalige Gabe eines Abführmittels. Am Untersuchungstag muß der Patient nüchtern bleiben, und ab dem Vorabend des Untersuchungstags darf nicht mehr geraucht werden.

Kontrastmittel. Die zu verwendende Bariumsulfatlösung wird aus 400 ml Micropaque-Flüssigkeit (Fa. Guerbet, Sulzbach) und 600 ml lauwarmem Wasser hergestellt. Diese Gebrauchslösung hat eine Dichte von 40 mg/100 ml. Sie wird im Wasserbad auf 23 °C erwärmt und mit einem Karminativum (sab simplex, Fa. Parke-Davis) versetzt, um die Luftblasenbildung zu reduzieren. Erst unmittelbar vor der Anwendung wird die Bariumsulfatsuspension in einen der beiden Einlaufbeutel der Pumpe gefüllt.

Distensionsmedium. 0,5%ige Methylcellulose (Tylose MH 300, Fa. Kalle) dient als Nachfließ- und Distensionsmedium. 10 g Tylose (von der Apotheke des Krankenhauses abgepackt) werden zunächst in 200 ml heißem Wasser gelöst. Dieser ersten, noch sehr viskösen Lösung werden dann zunächst weitere 200 ml heißes, dann 1100 ml kaltes Wasser unter kontinuierlicher Verrührung mit einem Schneebesen zugefügt. Zum weiteren Quellen wird diese Stammlösung über Nacht im Kühlschrank aufbewahrt und erst am Folgetag mit 500 ml heißem Wasser auf insgesamt 2000 ml ergänzt. Die gebrauchsfertige Lösung wird auf 33 °C erwärmt und dann in den zweiten Einlaufbeutel der Pumpe gefüllt.

Rollerpumpe. Während in den ersten Jahren der Enteroklysmauntersuchung Kontrast- und Distensionsmedium manuell mit 50-ml-Spritzen über die Sonde injiziert wurde, erfolgt die Applikation heute als kontinuierliche, pumpengesteuerte Infusion. Die MedGV (Medizin-Geräte-Verordnung) schreibt seit 1996 die Verwendung von Pumpen vor, die den Infusionsdruck kontinuierlich messen und bei Überschreitung eines am Gerät einstellbaren Grenzwerts die Kontrast- oder Quellmediumgabe automatisch stoppen. Beispielhaft sei hier die Kontrastmittelpumpe KMP 2000 der Fa. Guerbet genannt. Diese Rollerpumpe zeigt neben der aktuellen, frei einstellbaren Einflußgeschwindigkeit die gesamte, bisher applizierte Flüssigkeitsmenge an. Der Förderdruck läßt sich zwischen 30 und 600 mmHg variieren, der Grenzwertdruck, bei dessen Erreichen das Gerät abschaltet, liegt bei maximal 700 mmHg. Das 8 mm dicke Schlauchsystem wird als Einmalartikel mit Adapter zum Druckbegrenzeranschluß und Luer-Lockanschluß für die Duodenalsonde geliefert.

Sonde. Am meisten verbreitet sind dünnlumige Einmaldünndarmsonden mit Plastikolive und Teflonmandrain (z.B. Fa. Bard-angiomed oder Fa. Guerbet). Die 150 cm langen, 9–14 F (French) dicken Sonden besitzen mehrere Seitlöcher und sind endständig verschlossen. Dünnere Sonden erweisen sich häufig als schwerer führbar, da sie beim Vorschieben zum Abknicken neigen. Zur Verbesserung der Gleitfähigkeit des Führungsdrahts in der Sonde empfehlen einzelne Hersteller das Absprühen des Drahts mit Siliconspray oder die Gabe von Olivenöl in die Sonde.

Medikamente. Aufgrund der Erfahrungen einer vorangegangenen Endoskopie des oberen oder unteren Gastrointestinaltrakts äußern Patienten häufig zu Beginn der Untersuchung den Wunsch nach einer Sedierung. Diese ist bei entsprechender Aufklärung und Demonstration der vergleichsweise dünnen Sonde jedoch nur selten notwendig. Falls dennoch erforderlich, werden bevorzugt kurzwirksame Benzodiazepinderivate i.v. (intravenös) injiziert, z.B. 1–5 mg Dormicum. Bei der Untersuchung von Kleinkindern ist die Sedierung in Abstimmung mit dem behandelnden Kinderarzt und den Eltern durchzuführen. Eine Oberflächenanästhesie mit Xylocainpumpspray oder Gel wird subjektiv meist als angenehm empfunden. Medikamente zur Stimulation (z.B. Paspertin) oder Reduzierung (z.B. Buscopan) der Dünndarmperistaltik sind nur in Ausnahmefällen erforderlich, da sich die Peristaltik wirkungsvoller über die Einflußgeschwindigkeit (s. unten) beeinflussen läßt.

Intubation (Abb. 1.1). In sitzender Position erfolgt die transnasale oder perorale Einführung der Sonde. Der Führungsdraht sollte dabei bis zur Sondenspitze vorgeschoben sein. Bei der transnasalen Intubation erleichtert ein Schluck Wasser die Passage von Pharynx und Hypopharynx und beugt einer Fehllage der Sonde in der Trachea vor. Heftiger Hustenreiz ist ein sicheres Zeichen einer beginnenden Fehlintubation der oberen Trachea und sollte zum Zurückziehen der Sonde führen. Die Distanz von der vorderen Zahnreihe bis zum Mageneingang beträgt beim Erwachsenen ca. 40 cm. Die Sondenspitze sollte daher nach Umlagern des Patienten in Rückenlage unter Durchleuchtung kontrolliert werden, sobald die Sonde auf einer Länge von 50–60 cm eingeführt ist. Im Idealfall läßt sich die Sonde bei weiterhin vorgeschobenem Führungsdraht entlang der großen Magenkurvatur zum Antrum vorschieben. Bei etwa der Hälfte der Patienten gelingt die direkte Passage des Pylorus durch Vorschieben der drahtverstärkten Sonde. Häufigste Ursache für ein Mißlingen der Pyloruspassage ist ein wiederholtes Umknicken der Sondenspitze, die sich dann entlang der kleinkurvaturseitigen Antrumwand nach oral schiebt. Bei diesen Patienten sollte der Draht nach Vorschieben der Sonde in die pyloroantrale Region etwa 6 cm zurückgezogen werden. In Rechtsseitenlage tritt die flexibel-weiche Sondenspitze dann unter Ausnutzung der Schwerkraft und unterstützt durch die Atemexkursionen des Zwerchfells meist spontan in den Pyloruskanal ein. Eine unklare Sondenposition läßt

sich durch Injektion von 20 ml Luft oder einer kleinen Kontrastmittelmenge überprüfen. Befindet sich die Sondenspitze im Bulbus, wird der Führungsdraht wenige Zentimeter zurückgezogen. Vorschieben der Sonde und Zurückziehen des Drahts bilden im weiteren eine gegensinnige Bewegung, wobei die Spitze des Drahts auf Höhe des präpylorischen Antrums oder des Bulbus duodeni bleibt. Um einen späteren Kontrastmittelreflux in den Magen zu verhindern, sollte möglichst eine endgültige Sondenposition auf Höhe des Treitz-Bands erreicht werden. Besonders dünnlumige Ernährungssonden knicken während des Vorschiebens ohne Führungsdraht auf dem letzten Stück vor der Flexura duodenojejunalis häufig um. Dies führt fast immer zu einem gestörten Kontrastmitteleinfluß mit Abschalten der druckgesteuerten Rollerpumpe. Durch leichtes Zurückziehen und Begradigen der Sondenspitze sollte diese Situation deshalb vor dem Untersuchungsbeginn korrigiert werden.

Intubationshindernisse

Intubationshindernisse führen zu einer erschwerten Sondenapplikation mit verlängerter Durchleuchtungszeit. Ein vollständiges Mißlingen der Untersuchung aufgrund einer nicht positionierbaren Sonde kommt insbesondere bei Patienten mit vorangegangenen Magenoperationen vor. Erschwerte Untersuchungsbedingungen liegen bei folgenden Erkrankungen vor:

- Ösophagusstenosen,
- Ösophagusdivertikel,
- Hiatushernien,
- Funduskaskaden,
- horizontale Magenlage,
- Pylorushypertrophie,
- Magenausgangsstenose,
- postoperative Zustände,
- Obstruktionen von außen.

Unwegsamkeiten des Ösophagus (Divertikel, Stenosen) sind meist anamnestisch eruierbar und lassen sich ggf. durch eine probatorische Bariumgabe erkennen. Fixierte oder gleitende Hiatushernien werden meist mühelos mit der Sonde passiert. Bei querliegendem Magen und dorsaler Funduskaskade kann es vorkommen, daß die Sondenspitze nicht nach distal gleitet, sondern entlang der großen Kurvatur nach proximal in den Fundus ausweicht. In dieser Situation sollte der Patient in die Schatzki-Position gebracht werden, dazu wird das Durchleuchtungsgerät um 45° aufgerichtet und

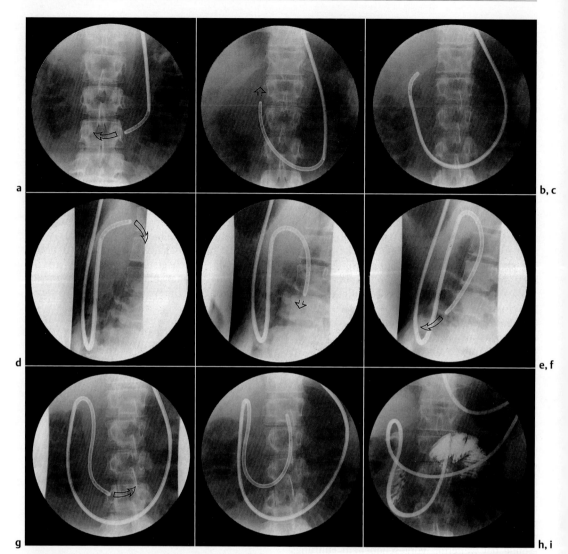

a

b, c

d

e, f

g

h, i

Abb. 1.1 a–i Positionierung der Dünndarmsonde für das Enteroklysma. In Rückenlage wird die Sondenspitze in Pfeilrichtung über **a** Magenkorpus und **b** Magenantrum bis **c** zum Bulbus duodeni vorgeführt. In Rechtsseitenlage erfolgt bei zurückgezogenem Draht die weitere Intubation von **d** Bulbus duodeni und **e, f** Pars descendens duodeni. Anschließend wird die Sonde in Rückenlage über **g** die Pars horizontalis duodeni zur **h** Flexura duodenojejunalis vorgeführt. **i** Beginn der Kontrastmittelgabe.

der Patient auf die rechte Körperseite gedreht. Gleitet die Sonde beim Vorschieben auch in dieser Position nicht in den Korpus, kann sie im Gegenuhrzeigersinn entlang der Funduswand in Richtung Korpus und Antrum vorgeschoben werden. Ist die Spitze im Antrum, sollte die Sondenschleife im Fundus durch vorsichtiges Zurückziehen begradigt werden, bevor mit der Pyloruspassage begonnen wird. Hindernisse am Magenausgang wie narbige Stenosen oder eine Pylorushypertrophie werden unter Durchleuchtung erkannt. Am erfolgreichsten ist hier das geduldige Abwarten der spontanen Pyloruspassage der Sonde bei zurückgezogenem Draht (s. oben). Bei magenoperierten Patienten muß die abführende Dünndarmschlinge tief intubiert werden, um einen Kontrastmittelreflux zu verhindern (Abb. **1.2**). Gelingt dies nicht, weil die Sonde nur in die zuführende Dünndarmschlinge gleitet, läßt sich die Dünndarmdoppelkontrastuntersuchung über die Sonde aufgrund des ausgeprägten Refluxes in den Magen nicht durchführen.

Auch bei korrekter Sondenlage kann es zu einem Kontrastmittelreflux in den Magen kommen. Läßt sich der Reflux auch in Linksseitenlage nicht vermeiden, besteht die Gefahr, daß der Patient mit zunehmender Magenfüllung plötzlich und meist ohne vorangehende Nausea schwallartig erbricht. Die Untersuchung muß dann als orale Kontrastmittelpassage zu Ende geführt werden. Der Patient trinkt dazu schluckweise eine verdünnte Bariumsuspension (Micropaque-Flüssig und Wasser im Verhältnis 1:1). Diese Vorgehensweise empfiehlt sich auch, wenn der Patient die Sonde nicht toleriert oder wenn die Sonde durch organische Hindernisse nicht in das distale Duodenum vorgeschoben werden kann.

Durchleuchtung und Aufnahmen. Nach korrekter Positionierung der Sonde wird die Rollerpumpe eingeschaltet. Sind die ersten Milliliter der Bariumlösung eingeflossen, sollte die korrekte Position der Sondenspitze kurz kontrolliert werden. Die durchleuchtungskontrollierte Verfolgung der Kontrastmittelbolusspitze auf ihrem Weg durch das Jejunum bringt keinen diagnostischen Gewinn, so daß die übliche Menge von 300 ml der Kontrastmittellösung mit einer Geschwindigkeit von 75 ml/Minute „blind" einlaufen sollte. Anschließend wird durch Umsetzen der Klemmen an der Rollerpumpe der Weg für die Methylcellulose eröffnet. Sie führt zu einer von oral nach aboral fortschreitenden Dehnung der Darmschlingen mit zunehmender Transparenz. Als Richtwert für die Einlaufgeschwindigkeit gelten 75–100 ml/Minute. Da die Peristaltik der gedehnten Darmschlinge erlahmt, muß bei Hyperperistaltik die Einlaufgeschwindigkeit erhöht, bei Hypoperistaltik mit verlangsamter Kontrastmittelpassage die Einlaufgeschwindigkeit erniedrigt werden.

Die einzelnen Darmschlingen werden durchleuchtungsgezielt zum Zeitpunkt ihrer optimalen Dehnung und Transparenz im Kassettenformat 24 x 30 oder 30 x 30 auf Röntgenfilmen dokumentiert. Alternativ, und aufgrund der geringeren Strahlenbelastung besonders bei Kindern zu empfehlen, bietet sich die 100-mm-Indirekttechnik an. Es sollte jedoch stets wenigstens eine großformatige Übersichtsaufnahme angefertigt werden. Durch eine dosierte Kompression des Abdomens mit einem zwischen dem Durchleuchtungszielgerät und

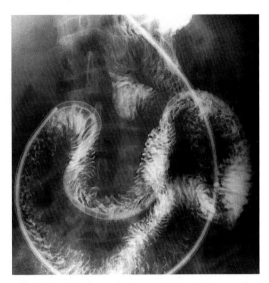

Abb. 1.2 **Jejunale Intubation.** Patient mit Magenteilresektion (Billroth II). Die Sonde wurde über die Anastomose tief in die abführende Jejunumschlinge vorgeführt, um einen Reflux zu vermeiden.

dem Patienten positionierten Schaumstoffkissen werden die Dünndarmschlingen während der Aufnahmen leicht auseinandergedrängt. Störende Überlagerungen von Schlingenkonvoluten lassen sich für das Jejunum reduzieren, wenn sich der Patient leicht auf die rechte Körperseite dreht. Der umgekehrte Fall gilt für das Ileum, da sich die Darmschlingen dieser Region in leicht nach links gedrehter Position besser darstellen lassen. Die Dünndarmschlingen im kleinen Becken werden durch die gefüllte Harnblase angehoben, so daß dann weniger Überlagerungseffekte zu verzeichnen sind. Die Darmschlingen dieser Region sind häufig besonders gut im seitlichen Strahlengang abzubilden.

Mit der Doppelkontrastdarstellung des terminalen Ileums und der Kontrastierung von Zäkum und Colon ascendens ist die Untersuchung beendet. Die Dauer der Dünndarmpassage ist interindividuell sehr unterschiedlich. Im Regelfall sind 10–20 Minuten anzusetzen. Die eingeflossene Methylcellulosemenge liegt zwischen 800 und 1500 ml. Füllt sich das terminale Ileum verzögert, sollte der Patient ohne weitere Flüssigkeitsgabe intermittierend in 10minütigen Abständen durchleuchtet werden, um diese Region optimal darzustellen. Sind dann der Kolonrahmen und das terminale Ileum prallgefüllt, läßt sich die Ileozäkalregion in dosierter Kompression gut darstellen. Bei

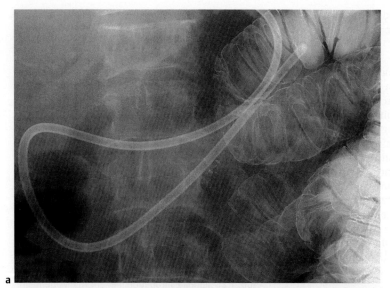

a

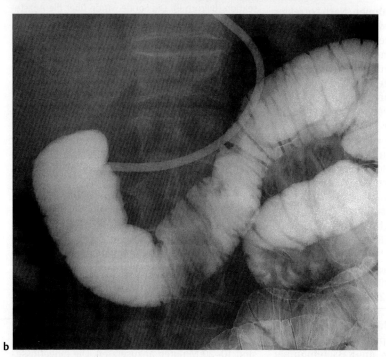

b

Abb. 1.**3 a, b Untersu-
chung des Duodenums:
a** Während der Dünndarm-
darstellung beginnt die Kontrastierung erst distal des
Treitz-Bandes.
b Rückzugduodenographie.
Die zurückgezogene Sonde
liegt mit ihrer Spitze im Bulbus duodeni. Nach erneuter
Bariumgabe läßt sich ein unauffälliges Duodenum do-
kumentieren.

konstanter Überlagerung des terminalen Ileums
durch andere Ileumschlingen empfiehlt sich die
Anfertigung einer Spätaufnahme nach 30–60 Minuten, da die Ileumschlingen, nicht aber das terminale Ileum dann meist entleert sind.

Eine spezielle Untersuchungstechnik ist bei
dünndarmoperierten Patienten nicht angezeigt.

End-zu-End-Anastomosen sind schwer zu ent-
decken. Fehlt nach vorangegangener Teilresektion
von distalem Ileum und Colon ascendens die Bauhin-Klappe, ist eine längere Durchleuchtung des
rechten unteren Abdominalquadranten oft unum-
gänglich, um das neoterminale Ileumsegment zum
optimalen Zeitpunkt seiner Kontrastierung zu er-

fassen. Längere Durchleuchtungszeiten sind auch bei der Suche nach Fisteln bei Patienten mit Morbus Crohn erforderlich, da die Kontrastmittelbolusspitze in der erkrankten Region kontinuierlich verfolgt werden muß.

Der untere Abschnitt der Pars descendens duodeni, die Pars horizontalis und die angrenzende Flexura duodenojejunalis lassen sich endoskopisch nicht beurteilen. Da diese Darmabschnitte während der Dünndarmdoppelkontrastuntersuchung ebenfalls nicht dargestellt werden, muß die Sonde vor ihrer Entfernung zunächst in den Bulbus duodeni zurückgezogen werden. Nach erneuter Bariumgabe läßt sich das Duodenum mit 1 oder 2 Röntgenzielaufnahmen dokumentieren (Abb. 1.**3**).

Die Entfernung der Duodenalsonde ist meistens unproblematisch. In extremen Ausnahmefällen kann es zu einer Verschlingung der Sonde kommen, so daß eine Begradigung mit erneutem Einbringen des Führungsdrahts erforderlich ist (Abb. 1.**4**). Aufgrund der applizierten Flüssigkeitsmenge von bis zu 2000 ml kann es zu Unwohlgefühlen, Übelkeit und plötzlichem, erheblichem Stuhldrang kommen. Insbesondere bei älteren und ambulanten Patienten ist es deshalb ratsam, die erste Darmentleerung abzuwarten, bevor diese die Abteilung verlassen.

Komplikationen. Vereinzelte Mitteilungen in der Literatur berichten von *Darmperforationen* beim Enteroklysma. Beim Einführen der Sonde kann es in sehr selten Fällen zu einer direkten Perforation im Duodenum kommen. In allen dokumentierten Fällen lag eine Erkrankung des Duodenums mit verminderter Darmwandresistenz im Rahmen einer Duodenitis oder eines Karzinoms vor. Elektrolytverschiebungen als Folge der Enteroklysmauntersuchung sind nicht zu erwarten. Bei Patienten mit Herz- oder Niereninsuffizienz ist die applizierte Flüssigkeitsmenge zu berücksichtigen.

Strahlenexposition. Die für das Enteroklysma erforderliche Strahlendosis entsteht bei der Durchleuchtung und bei der Exposition der Filme. Das am Ausgang des Röntgenstrahlers gemessene Flächendosisprodukt (cGy × cm²) und die Durchleuchtungszeit sind nach Abschluß der Untersuchung zu dokumentieren. Insbesondere bei weniger geübten Untersuchern entfällt ein großer Teil der Durchleuchtungszeit auf die Sondenpositionierung. Im weiteren Verlauf dient die Durchleuchtung primär zur Einstellung der Zielaufnahmen, an Hand derer die Befundung erfolgt. Nur in

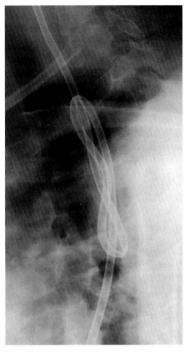

Abb. 1.4 Behinderung der Extubation bei Sondenverschlingung. Durch ein erneutes Einführen des Drahts ließ sich das Sondenkonvolut aus dem proximalen Ösophagus in den Magen zurückführen und dort lösen.

Ausnahmefällen (s. oben) sind hier längere Durchleuchtungszeiten erforderlich. Bei einer Gesamtuntersuchungsdauer von 15–30 Minuten sind Durchleuchtungszeiten von 3–8 Minuten die Regel. Für die Dokumentationsaufnahmen sind nach den Leitlinien der Bundesärztekammer Film-Folien-Kombinationen der Empfindlichkeitsklasse 400 verbindlich vorgegeben. Alternativ kann eine Bildverstärkeraufnahmetechnik eingesetzt werden. Die Aufnahmespannung beträgt 90–100 kV, das Streustrahlenraster sollte 40 Lamellen/cm bei einem Schachtverhältnis von 8 aufweisen. Eine Übersicht einzelner Daten zur Strahlenexposition gibt Tab. 1.**1**.

Indikationen

- Nachweis der Normalität (Ausschlußdiagnostik),
- Malabsorption,
- Obstruktion,
- Morbus Crohn (Diagnose und Verlauf),
- Hämatochezie.

Tabelle 1.1 Strahlendosis beim Enteroklysma (Werte in mGy)

Patient	
Organ	**Dosis**
Haut	120
Jejunum	12
Ovarien	11
Testes	0,3
Arzt	
Organ	**Dosis**
Rechte Schulter	0,01
Testes	0,01
Rechtes Knie	0,01

Beurteilungskriterien

Schwerpunkt der Befundung ist die Bewertung der morphologischen Kriterien:

- Lage und Verlauf der Darmschlingen,
- ungehinderte Passage und freie Entfaltung,
- Wanddicke,
- Faltenhöhe und -dicke,
- Lumendurchmesser,
- Schleimhautcharakteristika.

Funktionelle Aspekte wie Passagebeschleunigung oder -verlangsamung werden in die Befundung mit einbezogen, sind aber nicht konstant reproduzierbar und unterliegen in ihrer Beobachtung subjektiven Einflüssen. Relevante Befunde am Dickdarm sollen in die Beurteilung des Enteroklysma einfließen. Dies betrifft insbesondere Veränderungen des Zäkums und des Colon ascendens bei chronisch entzündlichen Darmerkrankungen oder Divertikulose. Aufgrund der inkonstanten Kontrastmittelfüllung des Kolons sollte im Zweifelsfall nur ein Verdacht geäußert und eine komplette Röntgendarstellung des Kolons in Doppelkontrasttechnik empfohlen werden.

Normalbefund

2/5 der gesamten Dünndarmlänge entfallen auf das Jejunum, die restlichen 3/5 auf das Ileum, die Grenze zwischen Ileum und Jejunum ist nicht exakt bestimmbar. Bei normal erfolgter Darmdrehung liegt das Jejunum überwiegend im linken Oberbauch, das Ileum im mittleren und rechten Unterbauch. Das terminale Ileum mündet von dorsomedial bis dorsal in den Zäkalpol ein. Die objektiv meßbaren Parameter bilden bei einer Abweichung vom Normalen (Tab. 1.2) die Grundlage für die Diagnosefindung. Darmlumendurchmesser, Höhe der Kerckring-Falten und die meist in Falten pro 2,5-cm-Darmsegment gemessene Faltendichte nehmen im Dünndarm nach aboral hin ab. Die Schleimhautkontur ist glatt und scharf begrenzt. Wichtig ist die Beschreibung eines regelrechten Verlaufs der Dünndarmschlingen ohne konstante Verlagerungen und Einengungen (Abb. 1.5). Unter Durchleuchtung sollen alle palpablen Schlingen eine normale Verformbarkeit aufweisen.

Fehlerquellen

Diagnostischen Fehlinterpretationen liegen meist qualitative Mängel der Untersuchung zugrunde. Häufigste Gründe hierfür sind:

- eine unzureichende Dehnung der Darmschlingen,
- eine Schlingenüberlagerung bei mangelnder Transparenz,
- eine ungenügende Kontrastierung und lückenhafte Dokumentation.

Eine sorgfältige Musterung aller Schlingen auf den Zielaufnahmen reduziert die Fehlerquote.

Subserös wachsende Dünndarmtumoren können dem Nachweis entgehen, solange sie aufgrund ihrer geringen Größe noch nicht zu Verdrängungserscheinungen geführt haben. Hier kommen als komplementäre Untersuchungsverfahren die Sonographie und die CT zum Einsatz. Intrinsische und extrinsische Darmstenosen sind bei intakter Schleimhaut kaum voneinander zu unterscheiden. Deshalb können Lymphome und Adenokarzinome zu gleichen Röntgenmerkmalen führen. Bei

Tabelle 1.2 Normalbefunde bei der Dünndarmdoppelkontrastuntersuchung

	Lumenweite	Wanddicke	Faltenhöhe	Faltendicke	Falten pro 2,5-cm-Segment
Jejunum	35–45 mm	unter 2 mm	3,5 mm	2 mm	4–7
Ileum	30 mm	unter 2 mm	3,5 mm	1–1,5 mm	2–4

Abb. 1.**5** **Normalbefund.**
Lange dünne Pfeile =
Faltendicke
Lange dicke Pfeile =
Faltenhöhe
Offene Pfeile = Lumen-
durchmesser
Kurze Pfeile = Wanddicke.

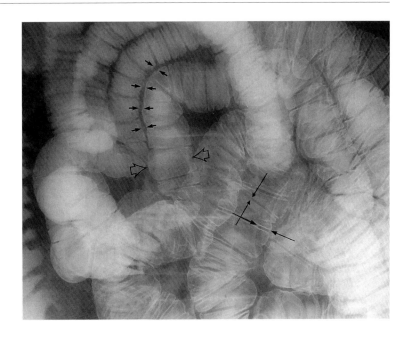

schlanken Patienten kann eine aortomesenteriale Kompression eine Duodenalstenose vortäuschen (Abb. 1.**6**).

Die Verdickung der Kerckring-Falten ist ein häufiger aber unspezifischer Befund, da eine Vielzahl von Erkrankungen zu dieser röntgenmorphologischen Auffälligkeit führen. Hier ist es die Aufgabe des Radiologen, die Normabweichung aufzuzeigen, soweit möglich das differentialdiagnostische Spektrum einzuengen und ggf. eine weitere bioptische Abklärung zu empfehlen.

Differentialdiagnose der Faltenverdickung

- Morbus Crohn und Non-Crohn-Enteritis,
- radiogene Enteritis,
- Morbus Whipple,
- intramurale Blutung,
- Leberzirrhose,
- eiweißverlierende Enteropathie,
- nephrotisches Syndrom,
- Amyloidablagerungen,
- Lymphom.

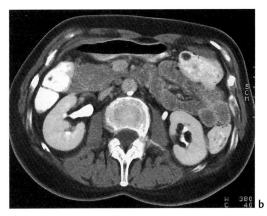

a

b

Abb. 1.**6 a, b** **Diagnostische Fehlerquelle:**
a Die Sondenspitze liegt im aszendierenden Duodenum. Die Dilatation des Duodenums täuscht zunächst einen Tumor in der Pars horizontalis duodeni vor.

b In der CT zeigt sich eine tiefe Einschnürung des horizontalen Duodenalschenkels zwischen den Mesenterialgefäßen und der Aorta im Sinne einer aortomesenterialen Duodenalkompression.

Computertomographie

Untersuchung

Vorbereitung. Eine besondere Vorbereitung der Patienten vor einer Computertomographie (CT) ist nicht notwendig. Um nach der oralen Kontrastmittelgabe eine möglichst gleichmäßige Dünndarmdarstellung zu erzielen, empfiehlt sich eine Nahrungskarenz von 6–12 Stunden. Reste von bariumsulfathaltigem Kontrastmittel im Darm führen zu erheblichen Artefakten. Der zeitliche Abstand zu einer Röntgenkontrastuntersuchung des Magen-Darm-Trakts sollte daher mindestens 2 Tage betragen. Gegebenenfalls sind abführende Maßnahmen erforderlich.

Orale Darmkontrastierung. Die CT-Diagnostik der meisten Dünndarmerkrankungen setzt eine gleichmäßige Darmfüllung voraus, so daß bei Fragestellungen, die den Darm betreffen, in der Regel eine orale Kontrastmittelgabe erfolgt. Bei bestehendem Blutungsverdacht ist jedoch eine anfängliche Nativuntersuchung notwendig, da röntgendichte Kontrastmittel intraluminale Blutansammlungen maskieren.

Am häufigsten werden verdünnte, speziell für die CT-Anwendung konzipierte Bariumsulfatlösungen eingesetzt. Alternativ kommen 2- bis 3%ige iodhaltige wäßrige Kontrastmittel zur Anwendung. Vermieden werden sollten Bariumsulfatsuspensionen bei Ileus- oder Subileussituationen, nach einem schweren Bauchtrauma, beim Verdacht auf eine Hohlorganperforation und bei der Darmmarkierung vor interventionellen Eingriffen wie Punktionen oder Drainagepositionierungen. Eine gute Kontrastierung des oberen Gastrointestinaltrakts erhält man durch die Gabe von 600 ml Kontrastmittel (z.B. Micropaque CT, Fa. Guerbet) 60–90 Minuten vor Untersuchungsbeginn und weiteren 300 ml unmittelbar vor dem Start der Untersuchung.

Im Kindesalter führen die genannten röntgenpositiven Kontrastmittel aufgrund des kleinen Körperquerschnitts und der geringen Dichteunterschiede häufig zu Aufhärtungsartefakten. Hier bieten röntgennegative Kontrastmittel, z.B. eine 2,5%ige Mannitollösung, Vorteile. Aufgrund des leicht süßlichen Geschmacks wird dieses Kontrastmittel außerdem von Kindern besser akzeptiert.

Kontrastmittelgabe i.v. In der Regel wird die Untersuchung der darmenthaltenden Abdomenabschnitte unter i.v. Kontrastmittelgabe durchgeführt. Bewährt hat sich die bolusförmige Gabe von 2mal 50 ml eines nichtionischen Kontrastmittels mit einem Iodgehalt von 300 mg/ml. Alternativ kann eine kontinuierliche Kontrastmittelgabe mit einer raschen Infusion oder einem maschinellen Injektor erfolgen. Bei Anwendung der Spiral-CT-Technik empfiehlt sich stets eine maschinelle Kontrastmittelinjektion.

Aufnahmeparameter. Bei Scanzeiten unter 2 s pro Schicht ist eine Hemmung der Darmperistaltik nicht notwendig. Bei älteren Geräten mit längeren Scanzeiten sollte unmittelbar vor Untersuchungsbeginn N-Butyl-Scopolaminiumbromid (z.B. Buscopan), bei Kontraindikationen alternativ Glucagon i.v. appliziert werden. Schichtdicke und Tischvorschub liegen meist zwischen 8 und 10 mm. Eine exakte Beurteilung der Darmwanddicke gelingt jedoch mit dünnen Schichten besser. Als guter Kompromiß zwischen möglichst geringer Schichtdicke und dem damit zunehmenden Bildrauschen kann ein Wert von 4–5 mm gelten. Bei der Spiral-CT kann statt der Standardeinstellung 10/10/10 zur besseren Z-Auflösung (Patientenlängsachse) ein Tischvorschub von 5 mm, eine Schichtdicke von 5 mm und ein Rekonstruktionsinkrement von 3 mm gewählt werden.

Indikationen

Die CT bietet den Vorteil der überlagerungsfreien Darstellung aller abdominalen Organe bei geringer Patientenbelastung. Mit der heute erreichten guten allgemeinen Verfügbarkeit dieses radiologischen Untersuchungsverfahrens rückt sie innerhalb der diagnostischen Kette zunehmend nach vorne. Eine wichtige allgemeine Indikation ist die Abklärung unklarer abdominaler Erkrankungen einschließlich des akuten Abdomens. Dies gilt insbesondere auch für Patienten in einem reduzierten Allgemeinzustand. Spezielle Indikationen zur CT bei Dünndarmerkrankungen sind in Tab. 1.3 zusammengefaßt. Die wichtigsten sind:

- Erfassung extraintestinaler Veränderungen bei entzündlichen Darmkrankheiten,
- Ausdehnungsbeurteilung von intestinalen Malignomen.

Tabelle 1.**3**   Indikationen zur CT und Sonographie bei Dünndarmerkrankungen

Indikation	CT	Sonographie
Unklare Oberbaucherkrankung, akutes Abdomen	+++	+++
Ätiologisch unklare Enteritis	+	++
Fistel, Konglomerattumor, Abszeß bei Morbus Crohn	+++	++
Extraintestinale Komplikationen bei Colitis ulcerosa	+++	++
Appendizitis	+	+++
Invagination	+	+++
Dünndarmpassagestörung	++	++
Benigne Dünndarmtumoren	+	+
Maligne Dünndarmtumoren	+++	++
Peritonealkarzinose	+++	++
Rezidivdiagnostik maligner Dünndarmtumoren	+++	++
Darmischämie	++	+
Intramurale Darmblutung	+++	++

+   selten indiziert
++   indiziert
+++ Untersuchungsmethode der Wahl

Beurteilungskriterien

Im Gegensatz zur Doppelkontrastdarstellung des Dünndarms und zu der auf das terminale Ileum beschränkten Endoskopie lassen sich mit der CT keine Veränderungen der Schleimhautoberfläche nachweisen. Erkrankungen werden erst erkannt, wenn sie zu einer Wandverdickung, zu vermehrten intraluminalen Flüssigkeitsansammlungen oder zu extraintestinalen Veränderungen geführt haben. Die Wandverdickung ist deshalb eines der wichtigsten Kriterien bei der Einengung der Differentialdiagnose von Dünndarmerkrankungen (Tab. 1.**4**). Während Entzündungen typischerweise zu konzentrischen Wandverdickungen führen, resultieren aus malignen Darmerkrankungen meist asymmetrische, teilweise knotig imponierende Wandverdickungen. Die Wanddicke der normalen Dünndarmschlinge beträgt maximal 4 mm. Das Ausmaß entzündlich bedingter Wandverdickungen liegt meist unter 20 mm, während insbesondere Lymphome zu ausgeprägten Wandverdickungen führen können. Quergetroffene Darmschlingen weisen bei entzündlichen Erkrankungen teilweise eine Schichtung auf, die zu einem schießscheibenartigen Aspekt führt. Da der Morbus Crohn zu einer transmuralen, alle Wandschichten erfassenden Entzündung führt, ist hier die Wanddicke meist homogen. Die besonders bei infektiösen Enteritiden erkennbare Wandschichtung wird als sog. *Double halo* oder *Target sign* bezeichnet. Für Darmmalignome ist dieses Zeichen untypisch. Hier kommt es häufiger zu Lumeneinengungen, während bei entzündlichen Intestinalerkrankungen eine normale Lumenweite dominiert. Eine vermehrte Flüssigkeitsfüllung des Dünndarms ist besonders bei infektiösen Erkrankungen anzutreffen. Finden sich zusätzlich intraluminale Luft-Flüssigkeits-Spiegel, so ist an eine Motilitätsstörung zu

Tabelle 1.**4**   CT-Differentialdiagnose von Darmwandveränderungen

Entzündung	Neoplasie
Verdickung auf 5–20 mm	Verdickung häufig über 20 mm
Konzentrische Wandverdickung	exzentrisch, knotige Wandverdickung
Abgrenzbare Wandschichten, Target sign	inhomogene Wandstruktur
Lumeneinengung selten	Lumeneinengung häufig

denken. Der große Vorteil der CT liegt in der gleichzeitigen Erfaßbarkeit extraintestinaler Veränderungen. Neben entzündlichen Umgebungsreaktionen sind hier Abszesse, Fisteln, Lymphknotenvergrößerungen und begleitende Veränderungen der parenchymatösen Oberbauchorgane zu nennen.

Normalbefund

In der CT lassen sich gleichmäßig kontrastmittelgefüllte Darmschlingen als runde und tubuläre Strukturen nachweisen. Die einzelnen Wandschichten sind nicht erkennbar.

Fehlerquellen

Die häufigste Ursache einer CT-Fehlinterpretation von Darmerkrankungen ist die unzureichende Füllung. Insbesondere ein diskontinuierlicher Kontrastmittelgehalt der Darmschlingen kann zur Vortäuschung von Tumoren führen (Abb. 1.7). Bei suspekten Veränderungen empfiehlt sich im Zweifelsfall eine wiederholte Untersuchung der Region in einem Zeitabstand von 15–30 Minuten. Artefakte durch benachbarte luft- oder kontrastmittelgefüllte Kolonschlingen können zu Dichtesprüngen in der Nachbarschaft führen. Besonders störend sind intraluminale Bariumreste nach vorangegangener Magen-Darm-Passage oder nach einem Kolonkontrasteinlauf.

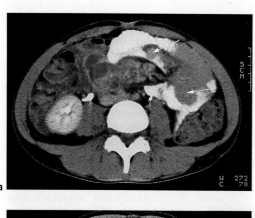
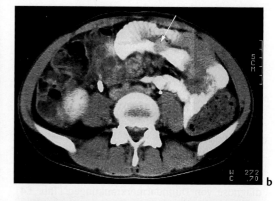
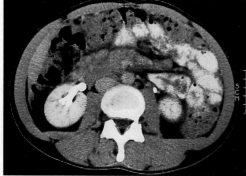
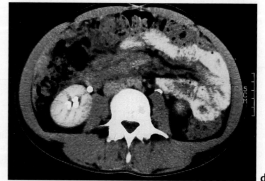

Abb. 1.7 a–d CT des Abdomens mit inhomogener Dünndarmkontrastierung:
a, b Bei der Erstuntersuchung Nachweis mehrerer nichtkontrastierter Darmschlingen und Vortäuschung von Tumoren (Pfeile).

c, d Die Kontrolluntersuchung nach 1 Woche dokumentiert in derselben Region unauffällige Dünndarmschlingen, die jetzt gleichmäßig mit Kontrastmittel gefüllt sind.

Sonographie

Untersuchung

Vorbereitung. Die sonographische Untersuchung des Abdomens bedarf keiner besonderen Vorbereitung. Der Nutzen von entblähenden Medikamenten ist meist gering. Vorteilhaft ist die Durchführung der Untersuchung am Vormittag in nüchternem Zustand, da die störenden Überlagerungen durch luftgefüllte Kolonschlingen nach der Nahrungsaufnahme zunehmen.

Schallköpfe. Aufgrund der besseren Auflösung sind trotz der geringeren Eindringtiefe *5-MHz-Schallköpfe* zu bevorzugen. Bei oberflächennahen Darmschlingen und im Kindesalter finden zusätzlich *7,5-MHz-Schallköpfe* Verwendung. Um auch im oberflächennahen Bild ein ausreichend großes Sichtfeld zu haben, werden *Linear-* oder *Curved-array-Schallköpfe* bevorzugt. In der Regel sollte das gesamte Abdomen systematisch durchgemustert werden. Eventuelle Luftüberlagerungen lassen sich häufig durch die dosierte Kompression umgehen.

Indikationen

Die Sonographie steht als sehr gut verfügbares, preiswertes und nicht belastendes Untersuchungsverfahren häufig am Anfang der Diagnostik abdominaler Erkrankungen. Die wesentlichsten Nachteile liegen in störenden Darmgasüberlagerungen, in der Untersucherabhängigkeit und den eingeschränkten Dokumentationsmöglichkeiten des Verfahrens. Spezielle Indikationen bei Dünndarmerkrankungen (Tab. 1.3) beinhalten entzündliche und maligne Veränderungen des Intestinums.

Beurteilungskriterien

Mit einer Abgrenzbarkeit von 1–2 mm großen Strukturen ist die Ortsauflösung der Ultraschalldiagnostik im Vergleich zur CT besser. Trotzdem lassen sich intramurale Veränderungen auch sonographisch nur selten nachweisen. Deshalb ist die Darmwandverdickung auch in der Sonographie einer der wichtigsten diagnostischen Hinweise auf eine intestinale Erkrankung. Die Suche nach wandverdickten Schlingen, die in der Sonographie als Kokarden bezeichnet werden, ist fester Bestandteil der abdominalen Sonographie. Ähnlich wie in der CT sind symmetrische Kokarden eher bei Entzündungen zu finden, während asymmetrische Wandveränderungen bevorzugt bei Neoplasien vorkommen. Sonographisch läßt sich durch Kompression

mit dem Schallkopf zusätzlich eine evtl. Wandstarre nachweisen. Ein vermehrter Flüssigkeitsgehalt der Darmschlingen ist sonographisch meist sicher erfaßbar. Spiegelbildungen im Rahmen von Darmmotilitätsstörungen lassen sich durch den Nachweis entsprechender Luftreflexe häufig nur vermuten. Aufgrund der Real-time-Bedingungen der Sonographie kann die Darmperistaltik exakt beurteilt werden, so daß eine Differenzierung zwischen Hypermotilität und Paralyse möglich ist. An erkennbaren extraintestinalen Veränderungen sind entzündliche Konglomerate, Abszesse, Lymphknotenvergrößerungen und Veränderungen von Leber und Milz zu nennen. Morbus-Crohn-bedingte Fisteln sind dagegen nur in Ausnahmefällen nachzuweisen.

Normalbefund

Sonographisch lassen sich insbesondere bauchwandnahe Dünndarmschlingen im Längs- und Querschnitt darstellen, wobei einzelne Darmschlingen voneinander abgrenzbar sind (Abb. 1.8). Im Normalfall zeigt sich im Querschnitt ein echoarmer Ring (Muskulatur), der ein echodichtes Zentrum (gefaltete Schleimhaut) umgibt. Bei flüssigkeitsbedingter Lumenaufweitung sind im Längsschnitt Kerckring-Falten nachweisbar.

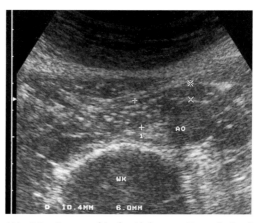

Abb. 1.8 Sonographie des Abdomens. Normalbefund mit Darstellung der Pars horizontalis duodeni (durch Kreuze markiert). Das Darmsegment verläuft ventral von Wirbelsäule und Aorta abdominalis.
AO   Aorta abdominalis
WK   Wirbelsäule

Fehlerquellen

Sonographisch ist die Beurteilung von Darmwandverdickungen aufgrund der fehlenden gleichmäßigen Füllung z.T. schwieriger als in der CT. Zudem können überlagernde, luftgefüllte Kolonschlingen stören. Unmittelbar aneinandergrenzende Darmschlingen täuschen gelegentlich Kokardenphänomene vor. Diese lösen sich unter dosierter Kompression meist auf. Auch hier kann eine kurzfristige Kontrolluntersuchung notwendig sein, da sich nur realpathologische Befunde konstant nachweisen lassen.

Angiographie

Untersuchung

Vorbereitung. Mit Ausnahme von Notfallsituationen ist vor der Durchführung einer Angiographie eine Nahrungskarenz von 6 Stunden zu fordern. Bei selektiven Untersuchungen muß der Patient am Vortag der Untersuchung über den Eingriff aufgeklärt werden. Dabei sollte die Durchführung der Untersuchung in verständlicher Form erläutert werden. Im Rahmen der Aufklärung über die Punktionsstelle sollte ein orientierender Pulsstatus erhoben werden. Wichtige Fragen während des Aufklärungsgesprächs richten sich nach:

- Unverträglichkeitsreaktionen bei früheren Kontrastmitteluntersuchungen,
- Funktionsstörungen der Schilddrüse,
- Nierenerkrankungen,
- schweren Herz-Kreislauf-Erkrankungen,
- Gerinnungsstörungen,
- Einnahme von gerinnungshemmenden Medikamenten,
- Augeninnendruckerhöhung,
- Prostatahypertrophie.

Die Einverständniserklärung (z.B. Formblatt des Aufklärungssystems DIOmed) muß vom Patienten bzw. dessen Vertreter und dem Arzt unterzeichnet werden. An Laborwerten sollten vor der Durchführung einer Angiographie zumindest ein kleines Blutbild mit Thrombozytenzahl, ein Gerinnungsstatus (Quick-Wert, PTT [partielle Thromboplastinzeit], PTZ [Plasmathrombinzeit]) und die Serumkonzentrationen von Natrium, Kalium, Harnstoff und Kreatinin vorliegen. Bei unklarer Schilddrüsenfunktionslage ist zumindest die Bestimmung der TSH-(thyroideastimulierendes Hormon) Konzentration erforderlich.

Durchführung. Nach der Lagerung des Patienten erfolgt die Blutdruck- und Pulsmessung. Im Hinblick auf die evtl. i.v. Injektion von Medikamenten wird ein venöser Kubitalvenenzugang gelegt und mit einer langsam laufenden Blutersatzlösung (z.B. Ringer-Lösung) verbunden.

Eine befriedigende Darstellung der Mesenterialgefäße ist nur durch eine intraarterielle Kontrastmittelgabe möglich, eine *i.v. DSA (digitale Subtraktionsangiographie)* reicht hierfür nicht aus. Die Angiographie der abdominalen Aorta kann über einen transfemoralen oder -brachialen Zugang erfolgen. Die selektive Sondierung der Viszeralgefäße ist nur mit transfemoral eingeführten Kathetern möglich. Angiographien werden heute in der Regel in Subtraktionstechnik (DSA) durchgeführt. Sofern ein solches Gerät noch zur Verfügung steht, kann es u.U. sinnvoll sein, die Angiographie in konventioneller Technik durchzuführen, da die Anfälligkeit für atmungs- und darmperistaltikbedingte Bewegungsartefakte dann geringer ist.

Vor Beginn der Angiographie wird durch i.v. Gabe von Buscopan oder bei bestehenden Kontraindikationen (Glaukom, Prostatahypertrophie) durch Glucagon die Darmperistaltik gehemmt. Die angiographische Darstellung der Viszeralgefäße beginnt in der Regel mit einer Übersichtsangiographie der Aorta abdominalis. Dazu wird beim transfemoralen Zugang ein ca. 60 cm langer 5-F-Pigtail-Katheter mit mehreren Seitlöchern eingeführt und mit der Katheterspitze in Höhe von Th12 oder L1 plaziert. Die nur in Ausnahmefällen durchgeführte transbrachiale Übersichtsaortographie erfolgt über einen ca. 100 cm langen 4-F-Pigtail-Katheter, der auf Höhe des thorakolumbalen Übergangs positioniert wird. Da der Truncus coeliacus, die A. mesenterica superior und inferior ventral aus der Bauchaorta entspringen, ist die Darstellung des Gefäßes in 2 Ebenen erforderlich. Meist genügen Aufnahmeserien im a.-p. (anterior-posterioren) und im seitlichen Strahlengang, bei störenden Gefäßüberlagerungen kann eine weitere Serie in LAO-Projektion notwendig sein (Abb. 1.**9**).

Kontrastmittelmenge. Wird die Untersuchung in DSA-Technik durchgeführt, genügen 25–30 ml Kontrastmittel (30g Iod/100 ml) bei einer Injektionsgeschwindigkeit von 12–15 ml/s. Bei der selektiven Darstellung einzelner Mesenterialarterien genügen 10–20 ml Kontrastmittel, während eine in konventioneller Technik durchgeführte Übersichtsaortographie größere Kontrastmittelmengen (50 ml) erfordert (Tab. 1.**5**).

Abb. 1.**9** **Übersichtsangiographie der Aorta abdominalis.** Darstellung des Truncus coeliacus (Pfeil) und der A. mesenterica superior (gebogene Pfeile). Normalbefund.

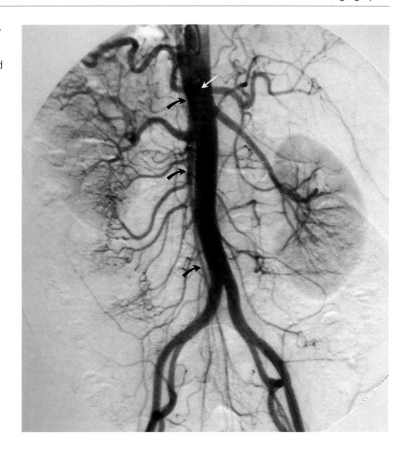

Tabelle 1.**5**   Angiographie der Aorta und der darmversorgenden Arterien in DSA-Technik

Gefäß	Katheter	Kontrastmittelmenge	Injektionsgeschwindigkeit	Injektionsart
Aorta abdominalis	5-F-Pigtail	25–30 ml	12–15 ml/s	maschinell
A. mesenterica superior	5-F-Kobra	30 ml	7–10 ml/s	maschinell
A. mesenterica superior	5-F-Kobra	10–20 ml		per Hand
A. mesenterica inferior	5-F-Kobra	10–20 ml		per Hand
Peripherer Mesenterialarterienast	3-F-Tracker	5–10 ml		per Hand

Selektive Angiographie. Insbesondere zum Nachweis von distalen Gefäßstenosen, Gefäßmißbildungen und intestinalen Blutungen ist die selektive Darstellung der dünndarmversorgenden Arterien erforderlich. Der Dünndarm wird in seiner gesamten Länge von den Ästen der A. mesenterica superior versorgt. Da es bei Darmischämien zur Kollateralenausbildung zwischen den Stromgebieten der 3 großen ventralen Äste der Aorta abdominalis kommt, sollten in diesen Fällen der Truncus coeliacus, die A. mesenterica superior und die A. mesenterica inferior selektiv dargestellt werden. Dazu wird ein vorgebogener 5-F-Katheter (z.B. Kobra- oder Sidewinderkatheter) transfemoral im proximalen Anteil des darzustellenden Gefäßes positioniert. Die Kontrastmittelinjektion erfolgt per Hand (10–20 ml bei 15–30g Iod/100 ml) oder insbesondere bei der Darstellung des Stromgebiets der A. mesenterica superior mit einer maschinellen Injektion (Abb. 1.**10**). Der vorgebogene 5-F-Ka

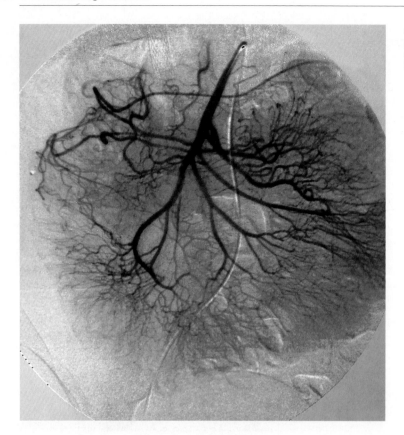

Abb. 1.10 **Selektive angiographische Darstellung der A. mesenterica superior.** Normalbefund.

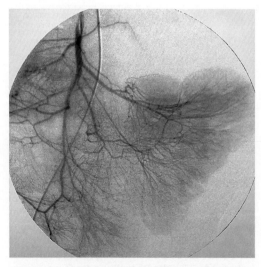

Abb. 1.11 **Superselektive Darstellung von Mesenterialarterien.** Normalbefund nach Kontrastmittelinjektion in eine A. jejunalis.

theter läßt sich bei den meisten Patienten bis in die Abgänge der Mesenterialarterienseitenäste vorführen. Hierdurch gelingt eine genauere Abbildung der nachgeschalteten Mesenterialgefäße (Abb. **1.11**). Diese selektive Darstellung ist insbesondere bei der Suche nach Blutungen und Gefäßdysplasien hilfreich. Die superselektive Darstellung von kleinen Gefäßen der Mesenterialarkaden erfordert die Anwendung von koaxialen Kathetersystemen, indem durch den im Hauptgefäßstamm gelegenen 5-F-Katheter ein 3-F-Katheter eingeführt wird. Aufgrund des dünnen Katheterlumens gelingt die Gefäßdarstellung am besten durch Handinjektion mit kleinen Spritzen (2 oder 5 ml), da nur hiermit ein ausreichend hoher Injektionsdruck ausgeübt werden kann.

Mesenterialvenendarstellung. Ein Kontrastierung der Mesenterialvenen ist nur indirekt durch die Kontrastmittelinjektion in die dem Kapillarbett vorgeschaltete Arterie möglich. Wegen der Kontrastmittelverdünnung ist die Darstellung relativ flau, so daß die DSA-Technik für eine ausreichende Beurteilung erforderlich ist.

Bildfrequenz. Für die Darstellung der Aorta abdominalis und ihrer Äste ist eine Bildfrequenz von 2/s über eine Zeit von 5 s erforderlich. Danach kann die Frequenz auf 1/s reduziert werden. Die Kontrastierung der Mesenterialvenen beginnt in Abhängigkeit von den Kreislaufverhältnissen ca. 15 s nach der Kontrastmittelinjektion in die A. mesenterica superior. Bei verlängerten Kreislaufverhältnissen sollte die Serie für die Mesenterialvenendarstellung später gestartet werden, um die Dauer des erforderlichen Atemstillstands zu reduzieren und Bewegungsartefakte zu vermeiden.

Beurteilungskriterien

Schwerpunkt der Bewertung ist die Beurteilung der Gefäße nach folgenden Kriterien:

- Gefäßlumenweite, Abgangsstenosen,
- thrombotisch oder embolisch bedingte Kontrastmittelaussparungen,
- Gefäßverlauf, Kollateralgefäße,
- Aneurysmata,
- Gefäßmißbildungen,
- Blutungen mit intraluminalen Kontrastmittelansammlungen.

Funktionelle Aspekte wie eine generelle oder lokalisierte Flußverlangsamung werden in die Beurteilung mit einbezogen. So findet sich bei der nichtokklusiven mesenterialen Ischämie eine wechselnd ausgeprägte Gefäßkonstriktion im mesenterialen Gefäßbett bei deutlicher Flußverlangsamung und Kontrastmittelreflux in die Aorta abdominalis.

Indikationen

Die häufigsten Gründe für die Durchführung einer Angiographie der Mesenterialarterien oder -venen sind:

- akute oder chronische Darmischämie,
- akute intestinale Blutung,
- Gefäßmißbildungen bei chronischem intestinalen Blutverlust.

Normalbefund

Die A. mesenterica superior (Abb. 1.**10**) entspringt etwa auf Höhe der unteren Hälfte von L1 nach ventral aus der Aorta. Sie verläuft leicht rechtsbetont nach kaudal und gibt mehrere Äste ab:

- A. pancreaticoduodenalis inferior,
- Aa. jejunales et ileales mit arkadenähnlichen Anastomosen im Mesenterium,
- A. colica media,
- A. colica dextra,
- A. ileicolica.

Fehlerquellen

Ein zu tief in den Abgang der A. mesenterica superior eingeführter Katheter kann zur fehlenden Darstellung der ersten Jejunalarterien führen und damit eine ischämische Situation vortäuschen. Darmbewegungen führen auf den Subtraktionsbildern der in DSA-Technik durchgeführten Untersuchung zu Bildartefakten, die eine Blutung vortäuschen können. Hier muß die Serie, ggf. nach erneuter Gabe eines peristaltikhemmenden Medikaments, wiederholt werden. Nur ein sicher reproduzierbarer Befund spricht für eine intraluminale Blutung.

Literatur

Antes, G., F. Eggemann: Dünndarmradiologie. Springer, Berlin 1986

Balthazar, E.J.: CT of the gastrointestinal tract: Principles and interpretation, Amer. J. Roentgenol. 156 (1991) 23–32

Bret, P., C. Cuche, G. Schmutz: Radiology of the Small Intestine. Springer, Berlin 1989

Caspary, W.F.: Dünndarm. Handbuch der Innere Medizin, Band 3, Teil 3 B. Springer, Berlin 1983

Chen, M.Y.M., R.J. Zagoria, D.J. Ott, D.W. Gelfand: Radiology of the Small Bowel. Igaku-Shoin, New York 1992

Desai, R.K., J.R. Tagliabue, S.A. Wegryn, D.M. Einstein: CT evaluation of wall thickening in the alimentary tract. Radiographics 11 (1991) 771–783

Duvoisin, B., P. Schnyder: Die Computertomographie des Dünndarms. Radiologe 30 (1990) 280–285

Gaa, J.: Computertomographie des Gastrointestinaltraktes mit Wasser als Kontrastmittel. Röntgenpraxis 46 (1993) 35–38

Gore, R.M.: CT of inflammatory bowel disease. Radiol. Clin. N. Amer. 27 (1989) 717–730

Grützner, G., J.A. Koch, R.M. Jungblut, U. Mödder: Hypodense orale Darmkontrastierung zur diagnostischen Optimierung des abdominellen Computertomogramms im Kindesalter. Akt. Radiol. 4 (1994) 33–38

Herlinger, H.: Small bowel. In Laufer, I.: Double Contrast Gastrointestinal Radiology. Saunders, Philadelphia 1979

Herlinger, H.: Guide to imaging of the small bowel. Gastroenterol. Clin. N. Amer. 24 (1995) 309–329

Herlinger, H., D.D.T. Maglinte: Clinical Radiology of the Small Intestine. Saunders, Philadelphia 1989

Hildell, J.: Röntgenuntersuchung des Dünndarms. Radiologe 30 (1990) 266–272

James, S., D.M. Balfe, J.K.T. Lee, D. Picus: Small bowel disease: categorization by CT examination. Amer. J. Roentgenol. 148 (1987) 863–868

Lappas, J.C., D.D. Maglinte: Imaging of the small bowel. Curr. Opin. Radiol. 3 (1991) 414–421

Maglinte, D.D.T.: Small bowel radiography. How, when and why? Radiology 163 (1987) 297–305

Maglinte, D.D.T., F.M. Kelvin, K. O'Connor, J.C. Lappas, S.M. Chernish: Current status of small bowel radiography. Abdom. Imag. 21 (1996) 247–257

Merine, D., E.K. Fishman, B. Jones: CT of the small bowel and mesentery. Radiol. Clin. N. Amer. 27 (1989) 707–715

Miller, R.E., J.L. Sellink: Enteroclysis: the small bowel enema – how to succeed and how to fail. Gastrointest. Radiol. 4 (1979) 269–283

Nolan, D.J.: Barium examination of the small intestine. Brit. J. Hosp. Med. 52 (1994) 136–141

Nolan, D.J., P.J. Cadmann: The small bowel enema made easy. Clin. Radiol. 38 (1987) 295–301

Raptopoulos, V.: Technical principles in CT evaluation of the gut. Radiol. Clin. N. Amer. 27 (1989) 631–651

Rex, D.K., J.C. Lappas, D.D.T. Maglinte: Clinical utility of enteroclysis. Trop. Gastroenterol. 12 (1991) 15–20

Sellink, J.L.: Radiologic examination of the small intestine by duodenal intubation. Acta radiol. scand. 15 (1974) 318–332

Trüber, E.: Radiologische Dünndarmdiagnostik. Springer, Berlin 1990a

Trüber, E.: Dünndarm. In Frommhold, W.: Radiologische Diagnostik in Klinik und Praxis, Band III – Teil 1. Thieme, Stuttgart 1990b

Williams, S.M., R.K. Harned: Double versus single contrast gastrointestinal radiology. Curr. Prob. diagn. Radiolog. 12 (1983) 1–41

Spezieller Teil

2 Dünndarmobstruktion

Einführung

Der fehlende Weitertransport von Darminhalt wird als Darmverschluß oder Ileus bezeichnet. Unterschieden wird zwischen dem

- *mechanischen Dünndarmileus* als Folge einer Dünndarmobstruktion und dem
- *paralytischen Dünndarmileus* durch eine Lähmung der Darmmotilität.

Als *Ursachen eines mechanischen Dünndarmileus* kommen im wesentlichen folgende Erkrankungen in Betracht:

- Bridenbildung,
- Hernien,
- Darmverschlingung (Volvulus),
- Invagination,
- Tumoren,
- entzündlich bedingte oder narbige Stenosen,
- Fremdkörper, Bezoare, Gallenstein,
- Eindickung des Darminhalts bei Mekoniumileus.

Ein paralytischer Dünndarmileus kann im Rahmen jeder akuten Oberbaucherkrankung auftreten. Ein länger bestehender mechanischer Dünndarmileus führt durch eine sekundäre Erlahmung der Darmperistaltik zu einem paralytischen Dünndarmileus. Häufige *Ursachen eines paralytischen Dünndarmileus* sind:

- postoperativer Zustand,
- Darmischämie,
- toxisch oder medikamentös,
- metabolisch oder hormonell,
- reflektorisch (Peritonitis, Perforation, Pankreatitis, Nierenkolik, Trauma der Lendenwirbelsäule [LWS]),
- diabetisches Koma.

Das typische Röntgenzeichen eines Ileus ist der Nachweis von geblähten Darmschlingen mit Flüssigkeitsspiegeln auf der in Linksseitenlage oder im Stehen angefertigten Abdomenübersichtsaufnahme. Während beim paralytischen Dünndarmileus meist Dünn- und Dickdarmschlingen betroffen sind, findet sich beim mechanischen Dünndarmileus ein luftleerer Kolonrahmen.

Klinik

Im Vordergrund stehen Obstipation, gespannter Leib, Bauchkoliken, Übelkeit und Erbrechen. Dazu kommen Meteorismus und Windverhalten. Beim mechanischen Dünndarmileus liegt eine Hyperperistaltik mit klingenden Darmgeräuschen vor, beim paralytischen Dünndarmileus fehlen die Darmgeräusche. Ein Strangulationsileus führt zunächst zu einer lokalen Peritonitis mit Abwehrspannung und Schmerzen. Beim mechanischen Dünndarmileus ist die Kreislaufsituation über lange Zeit stabil, während bei einem Gefäßprozeß mit Darmgangrän frühzeitig eine Schocksymptomatik mit Pulsbeschleunigung und Blutdruckerniedrigung auffällt.

Anamnese

Für die Einordung der klinischen Beschwerden und der Resultate der bildgebenden Diagnostik ist die Frage nach Begleiterkrankungen und zurückliegenden Therapien bedeutungsvoll. Besonders wichtig sind Hinweise auf vorangegangene Operationen von benignen oder malignen Bauch- und Beckenprozessen, evtl. mit anschließender Strahlentherapie. Rezidivierende Subileus- oder Ileuszustände mit Besserung unter konservativer Therapie sprechen besonders für Briden oder Adhäsionen. Briden sind die häufigste Ursache eines mechanischen Dünndarmileus, während im Kolon Tumoren für ca. 80 % der akuten Dickdarmverschlüsse verantwortlich sind.

Mechanischer Dünndarmileus

Flüssigkeit und Gas werden im normalen Dünndarm rasch vom Pylorus zum Kolon weitertransportiert. Ist das Dünndarmlumen vollständig verlegt, so wird sein Inhalt nicht über diese Verlegungsstelle hinaus weiterbefördert, so daß die proximal davon gelegenen Dünndarmschlingen gedehnt werden. Bei einem Dünndarmverschluß ist dessen Resorptionsleistung für Flüssigkeit vermindert. Vom einfachen Ileus sind komplizierte Ileusformen mit Darmverengung und gleichzeitiger mesenterialer Ischämie im Rahmen eines Strangulationsileus abzugrenzen. Klinische Hinweise auf einen rasch operationsbedürftigen *Strangulationsileus* sind:

- lokale Abwehrspannung,
- Tachykardie,
- Fieber,
- Leukozytose.

Diagnostisches Vorgehen

Die Wertigkeit der bildgebenden Verfahren beim mechanischen Dünndarmileus richtet sich nach ihrer Fähigkeit, die folgenden Fragen zu beantworten:

- Dünndarmobstruktion vorhanden ?
- Ausmaß und Lokalisation der Obstruktion ?
- Begleitende Dünndarmstrangulation ?
- Sofortige chirurgische Intervention erforderlich?

Am Beginn der Diagnostik steht in der Regel die *Abdomenübersichtsaufnahme* (Abb. 2.**1**). Gründe hierfür liegen im relativ zuverlässigen Nachweis einer höhergradigen Dünndarmobstruktion, in der guten Verfügbarkeit und in den geringen Kosten dieser Untersuchung. In größeren Patientenkollektiven führten die Abdomenübersichtsaufnahmen jedoch nur in 50–60 % der Fälle zu einem schlüssigen diagnostischen Ergebnis. Sofern die klinische Symptomatik dieses Vorgehen rechtfertigt, bieten sich Verlaufsbeobachtungen nach 12–24 Stunden an. Insgesamt beeinflußt aber das klinische Gesamtbild den evtl. Entschluß zu einem operativen Eingriff stärker als das Ergebnis der Abdomenübersichtsaufnahmen. Besonders die wichtige Unterscheidung zwischen einer obstruktionsbedingten Subileus- oder Ileussituation und einer Dünndarmobstruktion mit Strangulation, die ein sofortiges chirurgisches Eingreifen erfordert, ist mit der Abdomenübersichtsaufnahme nicht zuverlässig möglich.

Die Indikation zur sofortigen *Laparotomie* ist bei einer entsprechenden klinischen Symptomatik gegeben, wenn die Abdomenübersichtsaufnahme folgende Auffälligkeiten zeigt:

- multiple, distendierte Dünndarmschlingen,
- Luft-Flüssigkeits-Spiegel,
- leerer Kolonrahmen.

Patienten mit malignen oder entzündlichen Vorerkrankungen, mit rezidivierenden Darmobstruktionen und einem weniger eindeutigen Befund auf den Abdomenübersichtsaufnahmen profitieren dagegen von einer weiterführenden Röntgendiagnostik, die meist durch den komplementären Einsatz von *CT* und/oder *Enteroklysma* erfolgt. Je ausgeprägter die klinischen Beschwerden sind, desto ratsamer ist es, die weitere Diagnostik mit einer CT des Abdomens zu beginnen.

Wichtig für die Frage nach der Operationsindikation ist die Detektion einer evtl. im Rahmen der Obstruktion vorliegenden Strangulation. Hier weist die CT gegenüber der Sellink-Untersuchung erhebliche Vorteile auf, da die Behinderung des venösen Blutabstroms über eine Erhöhung des Kapillardrucks zu einem muralen Ödem mit entsprechender Darmwandverdickung und Dichteanhebung nach Kontrastmittelgabe führt (s. unten).

Besteht der Verdacht auf eine Lumenobstruktion des Dickdarms, führt ein *Kolonkontrasteinlauf* mit einem wasserlöslichen Kontrastmittel rasch zur Diagnosesicherung. Häufigste Ursache eines mechanischen Dickdarmileus ist das Kolonkarzinom. Abführende Maßnahmen sind in dieser Situation weder möglich noch erforderlich, da die Untersuchung nur zum Nachweis oder Ausschluß einer Dickdarmobstruktion durchgeführt wird. Insbesondere bei älteren, eingeschränkt mobilen oder inkontinenten Patienten stellt die CT eine Alternative zum Kontrasteinlauf mit wasserlöslichen Kontrastmitteln dar, da sie deutlich weniger belastend für den Patienten ist. Anhand des Kalibersprungs im Kolon läßt sich der Obstruktionsort nachweisen. Als häufigste Ursache findet sich eine karzinombedingte Wandverdickung oder eine darmüberschreitende Raumforderung.

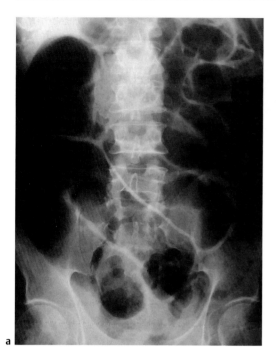

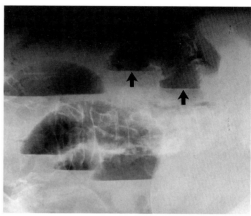

b

a

Abb. 2.**1 a, b** **Ileus:**
a Die Abdomenleeraufnahme in Rückenlage zeigt deutlich erweiterte, geblähte Dünndarmschlingen bei luftleerem Kolonrahmen.
b Auf der Abbildung in Linksseitenlage finden sich zahlreichen Luft-Flüssigkeits-Spiegel. Dynamische Schlingen mit unterschiedlich hohen Flüssigkeitsspiegeln in einzelnen Dünndarmschlingen (Pfeile). Operative Sicherung eines mechanischen Bridenileus.

Abdomenleeraufnahme

Röntgenologisch steht bei allen Ileusformen die Anfertigung von Abdomenübersichtaufnahmen in *Rückenlage* und in *Linksseitenlage* an erster Stelle der bildgebenden Verfahren (Abb. 2.**1**). Die Aufnahme in Rückenlage wird auf dem Bucky-Tisch mit einer Spannung von 80 kV angefertigt, um bei gutem Weichteilkontrast die Weichteilschatten der Bauchorgane, die Psoasrandschatten und evtl. Verkalkungen zu erkennen. Gleichzeitig läßt sich das Ausmaß einer luftbedingten Darmlumenerweiterung gut beurteilen. Die Aufnahme in Linksseitenlage erfolgt bevorzugt am Thoraxwandstativ, um bei hoher Aufnahmespannung von 110–125 kV und entsprechend guter Durchdringungsfähigkeit der Röntgenstrahlen Luft-Flüssigkeits-Spiegel und freie intraperitoneale Luftansammlungen zu erkennen.

■ Freie intraperitoneale Luft

Freie intraperitoneale Luft findet sich typischerweise in der Morison-Tasche zwischen Leber und rechter Niere sowie rechts subdiaphragmal. Als Ursachen kommen in Betracht:

- freie Perforation im Gastrointestinaltrakt,
- vorangegangene Bauchoperation,
- Peritonealdialyse.

■ Flüssigkeitsspiegel

Sind die Flüssigkeitsspiegel bei der Abdomenübersichtsaufnahme in Linksseitenlage dem Dünndarm zuzuordnen, sollte der Untersucher immer an einen mechanischen Dünndarmileus denken. Differentialdiagnostisch kommen eine Gastroenteritis, ein paralytischer Dünndarmileus sowie die vorherige Gabe von Laxanzien in Betracht. Die aktive Peristaltik sorgt dafür, daß einige Flüssigkeitsspiegel innerhalb derselben Schlinge ein unterschiedliches Höhenniveau erreichen. Diese sog. *dynamischen Schlingen* (Abb. 2.**1**) sind Folge der gegen die Verlegung ankämpfenden Darmperistaltik. Sie kommen häufiger beim mechanischen als beim paralytischen Dünndarmileus vor. Ein weiterer Hinweis auf einen mechanischen Dünndarmileus ergibt sich aus dem Nachweis von Luft-Flüssigkeits-Spiegeln mit einer an eine Treppenleiter erinnernden Anordnung (Abb. 2.**2**).

Aus dem Verteilungsmuster der intestinalen Luft läßt sich ablesen, ob es sich um eine Obstruktion des Dünn- und des Dickdarms handelt oder ob

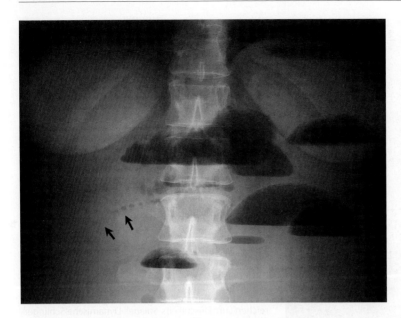

Abb. 2.**2**   **Mechanischer Ileus bei Peritonealkarzinose.** Abdomenleeraufnahme im Stehen mit Nachweis von luftgedehnten Dünndarmschlingen und Flüssigkeitsspiegeln im linken Oberbauch. Perlschnurzeichen im rechten Oberbauch (Pfeile) durch Luftbläschen zwischen den Kerckring-Falten. Grunderkrankung war ein metastasierendes Bronchialkarzinom.

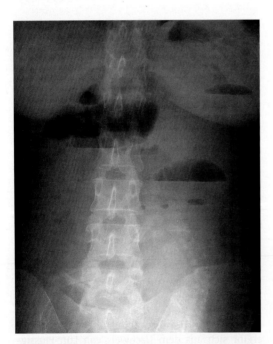

Abb. 2.**3**   **Bridenileus, Schwangerschaft.** 36jährige Patientin in der 30. Schwangerschaftswoche mit kolikartigen Bauchschmerzen. Dünndarmileus mit Luft-Flüssigkeits-Spiegeln auf der Abdomenleeraufnahme, Kind in Hinterhauptslage. Nach Sectio caesarea wurden die Verwachsungen operativ gelöst.

ein isolierter Dünn- oder Dickdarmileus vorliegt. In Abhängigkeit von der Dauer der Lumenverlegung eines mechanischen Dünndarmverschlusses kann das Kolon noch Gas enthalten oder aber schon nicht mehr. Die sichere Unterscheidung zwischen erweiterten Dünn- und Dickdarmschlingen ist nicht immer zweifelsfrei möglich, da die Kerckring-Falten bei starker Darmdistension mit Kolonhaustra verwechselt werden können.

Anzahl und Anordnung von *stehenden Darmschlingen* mit Flüssigkeitsspiegeln und Gasdistension sind wichtige Hinweise auf die Lokalisation der Obstruktion (Abb. 2.**3**), müssen aber mit der Schwere des klinischen Bilds nicht immer korrelieren. Zusätzliche Hinweise auf die mögliche Ursache einer Dünndarmobstruktion ergeben sich beim röntgenologischen Nachweis von dystopen Gallensteinen, Metallclips oder Fäzesmassen im Kolon (Abb. 2.**4**).

Durch die zunehmende Resorptionsminderung der betroffenen Dünndarmschlingen können Luft-Flüssigkeits-Spiegel bei einer kompletten Obstruktion gänzlich fehlen. Hält die Verlegung länger an, so kann die Darmwand ödematös werden und dazu führen, daß die Schlingen distanziert erscheinen. Verdickte Darmwände sollten immer als verdächtig auf das Vorliegen einer Ischämie gewertet werden (Abb. 2.**5**).

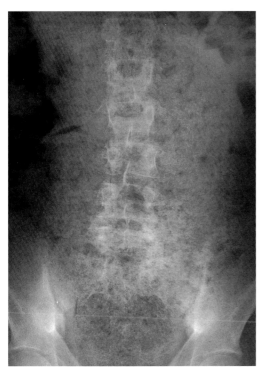

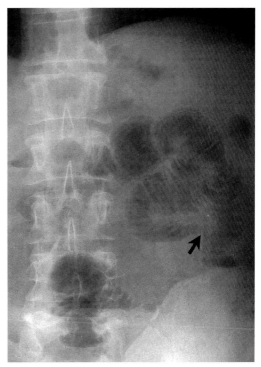

Abb. 2.**4** **Chronische Obstipation bei Morbus Hirsch-sprung.** 16jähriger Patient mit Megacolon congenitum und ausgedehnten Fäzesmassen im Rektosigmoid, die zu einer Subileussymptomatik führten.

Abb. 2.**5** **Ileus bei inkarzerierter Hernie.** 61jähriger Patient mit Zustand nach Rektumexstirpation und Anuspraeter-Anlage. Torquierte und distendierte Dünndarmschlingen im Anus-praeter-Gebiet mit leichter Faltenschwellung (Pfeil) durch eine parastomale Dünndarminkarzeration.

Sonographie

Patienten mit abdominalen Beschwerden werden aufgrund der guten Verfügbarkeit und der geringen Patientenbelastung dieses Verfahrens routinemäßig nach der körperlichen Untersuchung und häufig noch vor der Anfertigung von Abdomenübersichtsaufnahmen einer Ultraschalluntersuchung des Abdomens zugeführt. Ihr besonderer Wert liegt im raschen Nachweis von extraintestinalen Erkrankungen, die zu einer sekundären, meist paralytisch bedingten Darmmotilitätsstörung führen. Hierzu zählen insbesondere Cholelithiasis mit Cholangitis, Pankreatitis und Nephrolithiasis.

Erweiterte Darmschlingen lassen sich sonographisch insbesondere bei einem vermehrten Flüssigkeitsgehalt nachweisen (Abb. 2.**6**). Aufgrund der Schallreflektion von Luft ist die Diagnostik von Luft-Flüssigkeits-Spiegeln dagegen limitiert. Der Nachweis von freier intraabdominaler Luft gelingt deutlich schlechter als mit den Abdomenübersichtsaufnahmen oder der CT. Im Verlauf von dilatierten Darmschlingen lassen sich gelegentlich Fremdkörper, Tumoren, entzündliche Strikturen oder eine Invagination nachweisen (Abb. 2.**7**).

Ein besonderer Vorteil der Sonographie ist die Untersuchung unter Real-time-Bedingungen mit der Möglichkeit, die Darmperistaltik zu beurteilen. Damit ist im Fall von erweiterten, flüssigkeitsgefüllten Darmschlingen die Unterscheidung zwischen einem mechanischen Ileus mit vermehrter Peristaltik und einer paralytischen Situation mit fehlender Darmtätigkeit zuverlässig möglich.

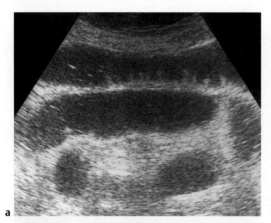
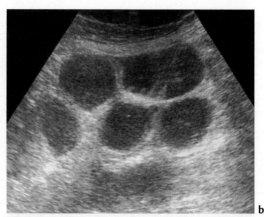

a   b

Abb. 2.**6 a, b** **Ileus.** Nachweis von deutlich erweiterten, flüssigkeitsgefüllten Dünndarmschlingen im Längs- und Querschnitt. Operativ gesicherter Bridenileus.

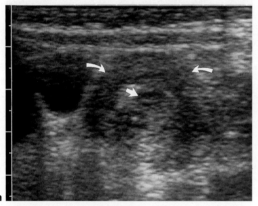
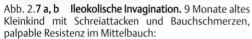
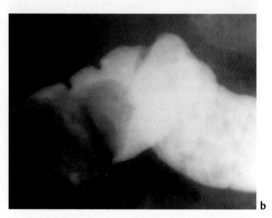

a   b

Abb. 2.**7 a, b** **Ileokolische Invagination.** 9 Monate altes Kleinkind mit Schreiattacken und Bauchschmerzen, palpable Resistenz im Mittelbauch:
a Sonographisch Nachweis einer kokardenförmigen Raumforderung. Die äußere Ringstruktur entspricht dem Kolon (gebogene Pfeile), die innere dem eingestülpten Dünndarm (Pfeil).
b Kolonkontrasteinlauf mit invaginatbedingtem Abbruch der Kontrastmittelsäule im Colon transversum. Die Invagination ließ sich mit dem Kontrasteinlauf beheben.

Computertomographie

Bei Vorliegen eines mechanischen Dünndarmileus wird das weitere Vorgehen nach Anfertigung von Abdomenübersichtsaufnahmen und Durchführung einer Abdomensonographie von der klinischen Symptomatik abhängig gemacht (Tab. 2.**1**). Sofern nicht aufgrund des akuten klinischen Bilds primär eine Operation angeschlossen wird, bieten sich zur weiteren Abklärung die CT und die Sellink-Untersuchung an. Letztere wird überwiegend bei Patienten mit nicht akuter Symptomatik und besonders bei rezidivierenden mechanischen Subileuszuständen durchgeführt (s. unten). Bei einer hochgradigen Lumenobstruktion kommt es in der Sellink-Untersuchung zu einer erheblich verzögerten Passage mit zunehmender Kontrastmittelverdünnung. Zudem wirken sich die intraluminalen Bariumsulfatansammlungen nachteilig auf eine evtl. nachfolgende CT des Abdomens aus. In dieser Situation und bei gleichzeitig vorliegenden Symptomen wie Fieber, Leukozytose und lokaler Abwehrspannung wird daher als primäres Untersuchungsverfahren nach der Abdomenleeraufnahme

Tabelle 2.1 Vorgehen bei obstruktiven Darmerkrankungen (nach Maglinte u. Mitarb.)

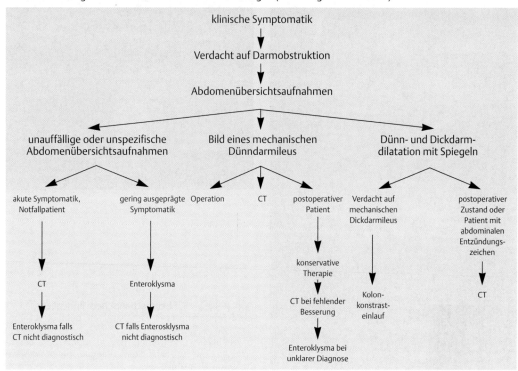

eine CT durchgeführt. Ihre Aufgabe ist es, die Obstruktionsstelle genauer zu lokalisieren und ggf. einen Strangulationsileus nachzuweisen. Die orale Kontrastmittelgabe ist nicht notwendig, da der erweiterte Dünndarm ohnehin einen vermehrten Flüssigkeitsgehalt aufweist. Um den Übergang vom dilatierten zum kollabierten Darm zu lokalisieren, ist es sinnvoll, die Schichtdicke in dieser Region von 10 auf 5 mm zu reduzieren. Wichtig ist die i.v. Kontrastmittelgabe, um den Durchblutungszustand der unwegsamen Darmschlinge zu beurteilen.

In der CT läßt sich der Grad der Obstruktion indirekt aus dem Verhältnis zwischen prästenotisch dilatiertem und poststenotisch kollabiertem Dünndarm ablesen. Enthält das poststenotische Segment weder Luft noch Flüssigkeit, muß von einem kompletten Verschluß ausgegangen werden. Bei der CT-Lokalisation der Höhe des Passagestopps sollte berücksichtigt werden, daß sich die distendierten Dünndarmschlingen aufgrund ihres größeren Raumbedarfs frei in der Peritonealhöhle bewegen und die Richtlinie des Normalen (2/5 im linken

Oberbauch = Jejunum, 3/5 im rechten Unterbauch = Ileum) nicht mehr zutrifft (Abb. 2.**8**). Die Ursache der Obstruktion läßt sich computertomographisch nachweisen, wenn intramurale, murale oder mesenteriale Läsionen die Obstruktion verursachen (Abb. 2.**9** u. 2.**10**). In Betracht kommen:

- Fremdkörper, z.B. Gallensteine,
- Tumoren,
- Lymphome,
- Invagination.

Briden als häufigste Ursache der Dünndarmobstruktion sind computertomographisch nur indirekt zu vermuten, wenn der Übergang von erweiterten zu normalen Darmschlingen ohne erkennbare Ursache zur Darstellung kommt. Typischerweise findet sich an der Obstruktionsstelle eine schnabelförmige Lumeneinengung, die im angloamerikanischen Schrifttum als *Beak* bezeichnet wird (Abb. 2.**11**). Die Darmlumenkontur des Beak ist bei der einfachen Obstruktion glatt, beim Strangulationsileus häufig gezähnelt konfiguriert. Als CT-Hinweise auf einen Strangulationsileus gelten:

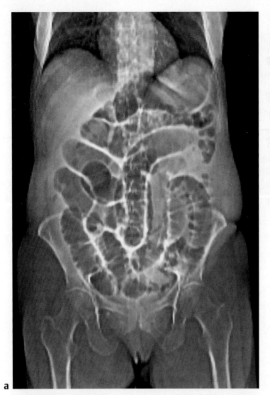

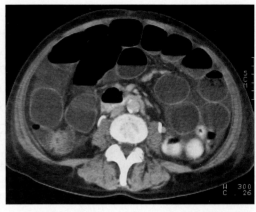

a

b

Abb. 2.**8 a, b** **CT bei mechanischem Bridenileus:**
a CT-Topogramm mit weitgestellten, geblähten Dünn-darmschlingen.
b Erhebliche Erweiterung der Jejunum- und Ileum-schlingen mit Luft-Flüssigkeits-Spiegeln, die das gesam-te Abdomen ausfüllen.

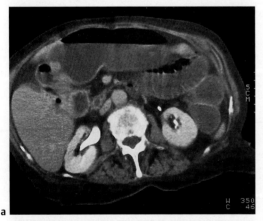

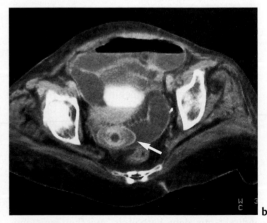

a

b

Abb. 2.**9 a, b** **Gallensteinileus.** 54jähriger Patient mit abdominalen Schmerzen und Übelkeit:
a Dilatation von Magen, Duodenum und Jejunumschlin-gen.

b Hochgradige Darmlumenobstruktion durch ein ge-schichtetes Gallenblasenkonkrement (Pfeil).

- gezähnelte oder irreguläre Kontur an der schna-belförmigen Obstruktionsstelle,
- Dünndarmwandverdickung über 6 mm,
- Aszites,
- Dichteerhöhung im angrenzenden mesenteria-len Fettgewebe, verstärkte Kontrastierung der die Darmschlingen versorgenden Mesenterial-gefäße,
- ischämisch bedingt vermindertes Enhancement der betroffenen Darmwände.

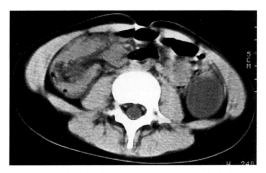

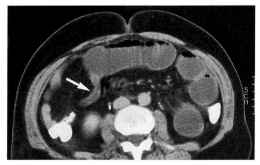

Abb. 2.10 Ileozäkale Invagination bei Meckel-Divertikel. 6jähriges Kind mit akutem Abdomen. CT-Nachweis der Invagination. Die Diagnose wurde operativ bestätigt.

Abb. 2.11 Bridenileus. 46jährige Patientin mit Zustand nach mehrfacher Laparotomie. Schnabelförmiger Kalibersprung (beak) an der Obstruktionsstelle (Pfeil). Keine Zeichen eines Strangulationsileus.

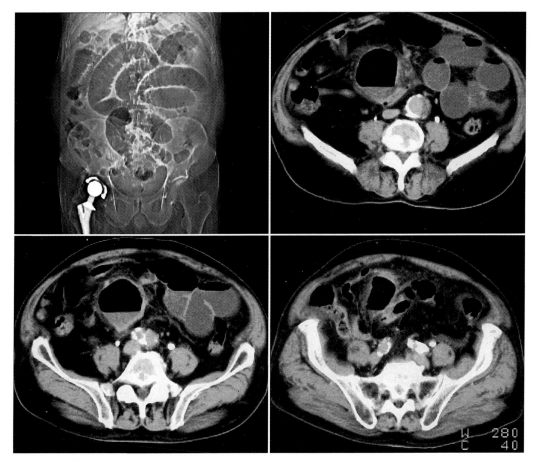

Abb. 2.12 Strangulationsileus. 64jähriger Patient mit abdominalen Schmerzen, Fieber und lokaler Abwehrspannung. Distendiertes Ileumsegment im rechten Unterbauch. Darmwandverdickung und streifige Verdichtung des mesenterialen Fettgewebes als Strangulationszeichen mit venöser Stase. Gestauter, nichtstrangulierter Dünndarm im Unterbauch. Operative Diagnosesicherung und Nachweis von entzündlichen Verwachsungen nach Sigmadivertikelperforation.

Die Ursache liegt in einer anfänglichen Verminderung des venösen Blutabstroms zu Beginn der Strangulierung mit Flüssigkeitsexsudation und -transsudation bei nachfolgender Darmischämie (Abb. 2.**12**).

Ein erst kürzlich beschriebener CT-Befund bei der Dünndarmobstruktion ist das sog. *Fäzeszeichen*. Es beschreibt den Nachweis eines gesprenkelten, fäzesartigen Inhalts im Lumen der geweiteten Dünndarmschlingen oberhalb der Obstruktion. Dem Fäzeszeichen liegt eine intraluminale Stagnation von Darminhalt zugrunde. Es tritt vor allem bei Patienten mit subakutem Dünndarmverschluß in Erscheinung und gilt als spezifisch.

Enteroklysma

Insbesondere bei der partiellen Dünndarmverlegung ohne die Zeichen einer komplizierenden Entzündung oder Durchblutungsstörung folgt auf die Abdomenleeraufnahmen und die Sonographie eine Enteroklysmauntersuchung (Tab. 2.**1**). Sofern ein kompletter Dickdarmverschluß ausgeschlossen ist, sollte dieser Untersuchung gegenüber der Dünndarmdarstellung mit wasserlöslichen Kontrastmitteln stets der Vorzug gegeben werden. Die Befürchtung, daß sich durch die Einbringung der Bariumsuspension die Lage des Patienten verschlechtern könnte, ist nicht relevant. Das Kontrastmittel wird durch den vermehrten Flüssigkeitsgehalt im gestauten Darm weiter verdünnt, so daß eine Zunahme der Obstruktion nicht möglich ist – schlimmstenfalls kommt es zum schwallartigen Erbrechen des Patienten. Zur Erleichterung kann zum Ende der Untersuchung die verdünnte Kontrastflüssigkeit über die Enteroklysmasonde abgesaugt werden. Oft empfiehlt es sich, die Sonde im Sinne einer klinisch indizierten Dünndarmentlastungssonde liegen zu lassen. Lediglich der mechanische Dickdarmileus stellt eine Kontraindikation für die Sellink-Untersuchung dar, da es bei diesen Patienten zu einer Eindickung der Bariumsuspension im Kolon kommen kann. Eine Dünndarmuntersuchung mit wasserlöslichen Kontrastmitteln (z.B. Gastrografin) bringt in der Regel nur Nachteile. Aufgrund der hohen Osmolarität kommt es zur raschen Kontrastmittelverdünnung, so daß häufig nicht zwischen einer Verdämmerung des Kontrastmittels im Ileum und einer Lumenobstruktion unterschieden werden kann. Nachteilig für die Patienten sind außerdem die kontrastmittelinduzierten Flüssigkeits- und Elektrolytverschiebungen, wodurch insbesondere ältere und exsikkierte Patienten gefährdet werden.

■ Intraluminale Passagehindernisse

Bei einer intraluminalen Darmobstruktion durch Polypen, Tumoren, Fremdkörper oder eine Invagination ist das Kerckring-Faltenrelief der prästenotisch dilatierten Schlinge erhalten, um dann am Ort der Obstruktion abzubrechen (Abb. 2.**13** u. 2.**14**). In Abhängigkeit vom Ausmaß der Enge

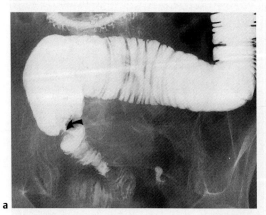

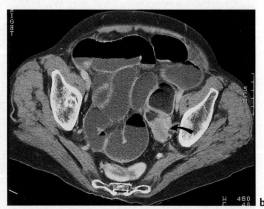

a

b

Abb. 2.13 a, b   Tumorbedingte zirkuläre Jejunumstenose:
a Prästenotisch dilatierter Darm bei poststenotischem Lumenkollaps. Operative Sicherung einer annulär wachsenden Dünndarmmetastase eines Ovarialkarzinoms (Pfeil).

b 6 Monate später kommt es zum kombinierten Dünn- und Dickdarmileus mit subtotal verschließender Weichteilmasse (Pfeil) im Colon sigmoideum bei erneuter Metastase des Ovarialkarzinoms.

kommt es während der Sellink-Untersuchung zu einer Passageverzögerung mit zögerlicher Überwindung der Lumenobstruktion durch die Bariumlösung. Im Vergleich zur CT läßt sich der Grad der Lumeneinengung nach vollständiger Darstellung der Stenose in seiner Länge mit dem Enteroklysma besser quantifizieren (Abb. 2.**15**). Funktionelle Aspekte tragen ebenfalls zur besseren Beurteilung einer Darmobstruktion bei, da bei kurzzeitig bestehender Enge eine Darmhypertonie, bei länger vorliegendem Passagehindernis dagegen eine verminderte Peristaltik besteht.

■ **Extraluminale Passagehindernisse**

Zu den Ursachen einer extraluminal bedingten Darmlumeneinengung zählen Adhäsionen, Briden und Hernien (Abb. 2.**16**). Im Gegensatz zur intraluminalen Obstruktion ist das Faltenrelief auch am Ort der Obstruktion erhalten. Die Enteroklysmauntersuchung zeigt die Kontrastmittelstase vor dem Hindernis (Abb. 2.**17**). Briden führen zu linearen Füllungsdefekten (Bändern), die über das sonst gleichmäßig kontrastierte Darmlumen hinwegziehen (Abb. 2.**18**). Adhäsionen verursachen dagegen meist eine unnatürlich wirkende, abrupte Abwinkelung des Darmverlaufs (Abb. 2.**19**).

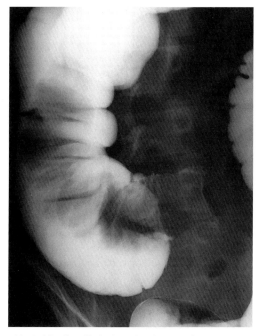

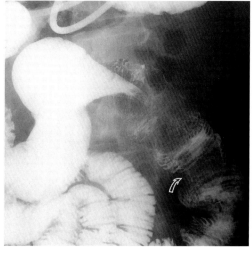

Abb. 2.**14**　**Ileozäkale Invagination.** 18jähriger Patient mit Bauchschmerzen und Stuhlverhalt. Kolonkontrasteinlauf mit durch die Invagination bedingter Darmobstruktion. Das Ileuminvaginat führt zum länglichen Füllungsdefekt mit Abbildung von Kerckring-Falten im Colon ascendens.

Abb. 2.**15**　**Invagination bei Dünndarmpolyp.** 32jähriger Patient mit postprandialen Schmerzen im linken Oberbauch. Der nach intraluminal ragende Polyp (Pfeil) liegt an der Spitze der Invagination.

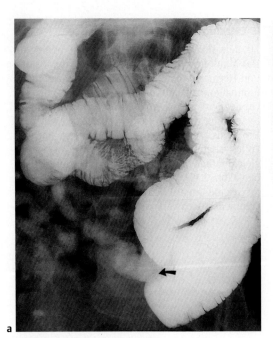

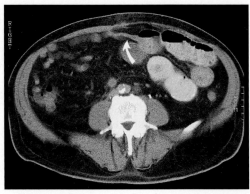

Abb. 2.**16 a, b** **Bridenileus.** 68jähriger Patient mit kolikartigen Bauchschmerzen. Anamnestisch Laparotomie vor 9 Monaten:
a Kalibersprung in der Übergangszone zwischen dilatiertem Jejunum und kollabiertem Ileum im linken Unterbauch (Pfeile).
b Befundbestätigung und Tumorausschluß in der CT.

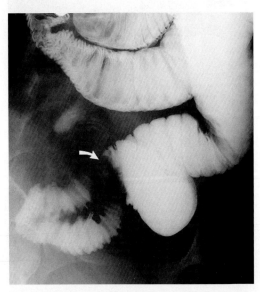

Abb. 2.**17** **Kontrastmittelstopp bei Bridenileus.** 38jährige Patientin mit anamnestisch bekanntem Zustand nach gynäkologischer Operation. Kolikartige Bauchschmerzen. Hochgradige Passageverzögerung durch das verengte Darmsegment (Pfeil).

Abb. 2.18 **Rezidivierender Ileus bei multiplen Briden.** 42jährige Patientin nach gynäkologischer Operation. Krampfartige Bauchschmerzen. Torquierte Darmschlingen mit Kaliberschwankungen am Übergang vom Jejunum zum Ileum. Multiple, bridenbedingte Darmlumeneinengungen im rechten Unterbauch (Pfeile). Mittelgradige Distension des Duodenums.

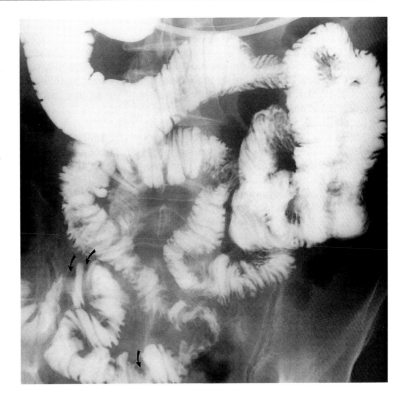

Abb. 2.19 **Darmadhäsionen bei Verwachsungsbauch.** Distension von Dünndarmschlingen mit abrupter, unphysiologischer Abwinkelung im Mittelbauch.

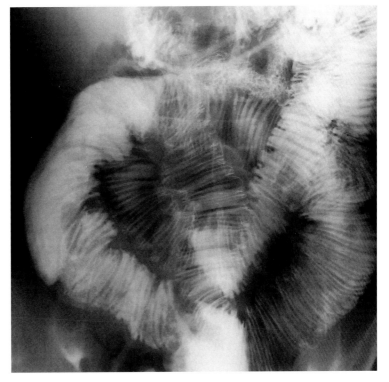

Paralytischer Dünndarmileus

Von einem funktionellen Darmverschluß oder paralytischen Dünndarmileus spricht man, wenn der Transport von Darminhalt bei fehlender Peristaltik behindert ist, ohne daß eine mechanische Ursache hierfür erkennbar ist. Unter Berücksichtigung der Anamnese, der Darmgeräusche und der Sonographie ist die Unterscheidung zwischen einem mechanischen und einem paralytischen Dünndarmileus in der Regel problemlos möglich (Tab. 2.2). Die Abdomenübersichtsaufnahme bleibt dagegen häufig unspezifisch. Nur in seltenen Zweifelsfällen, wenn eine mechanische Ursache anders nicht sicher auszuschließen ist, kann die Enteroklysmauntersuchung indiziert sein. Eine mesenteriale Ischämie als Ursache für den funktionellen Ileus sollte zuvor durch eine CT mit bolusförmiger i.v. Kontrastmittelgabe ausgeschlossen werden. Da der funktionelle Ileus keine Erkrankung im eigentlichen Sinne, sondern Ausdruck eines komplexen Grundleidens ist, ist die Bedeutung der radiologischen Diagnostik hier deutlich geringer.

Tabelle 2.**2**   Merkmale des mechanischen und des paralytischen Dünndarmileus

	Mechanischer Dünndarmileus	Paralytischer Dünndarmileus
Klinik	klingende Darmgeräusche	fehlende Darmgeräusche
Abdomenleeraufnahme	Dünndarmspiegel, luftleerer Kolonrahmen	Spiegel in Dünn- und Dickdarmschlingen
Sonographie	erweiterte Darmschlingen bei lebhafter Peristaltik	erweiterte Darmschlingen bei fehlender Peristaltik, Hinweise auf extraintestinale Erkrankung
CT	erweiterte Dünndarmschlingen, Nachweis der Obstruktionsstelle, luftleeres Kolon	erweiterte Dünn- und Dickdarmschlingen. Hinweise auf extraintestinale Erkrankung

Pseudoobstruktion

Als Pseudoobstruktion oder *chronisch idiopathische intestinale Pseudoobstruktion* bezeichnet man einen ätiologisch nicht immer zu klärenden Dehnungszustand des Darms, der mit Meteorismus und Bauchkrämpfen einhergeht. Im Kolonbereich wird die Erkrankung als Ogilvie-Syndrom bezeichnet. Myopathische und neuropathische Ursachen werden unterschieden, teilweise finden sich gleichzeitig Funktionsstörungen von Harnleiter und Harnblase. Die Erkrankung kommt familiär gehäuft vor. Die kongenitale Form der chronisch idiopathischen intestinalen Pseudoobstruktion manifestiert sich bereits im Kindesalter. Ein gleichzeitiges Malabsorptionssyndrom ist meist Folge eines bakteriellen Überwuchses bei der bestehenden Stase des Darminhalts in den erweiterten Darmschlingen. Bei diesen Patienten bestehen Obstipation und Diarrhö im Wechsel. Radiologisch zeigt die Abdomenleeraufnahme die Merkmale einer Darmparalyse mit exzessiver Luftvermehrung in den weitgestellten Dünndarmschlingen (Abb. 2.**20**).

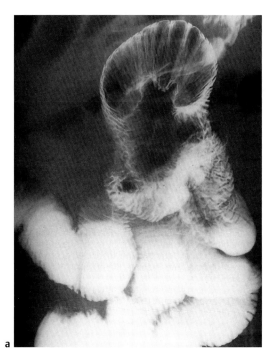

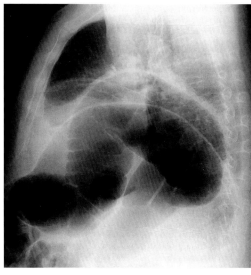

Abb. 2.**20 a, b** Pseudoobstruktion:
a Dilatierte Dünndarmschlingen ohne mechanisches Hindernis.
b Seitliches Thoraxbild mit massiv geblähtem Darm.

Literatur

Abiri, S., J. Baer, M. Abiri: Computed tomography and sonography in small bowel intussusception: a case report. Amer. J. Gastroenterol. 81 (1986) 1076–1077

Abramson, S.J., D.H. Baker, J.B. Amodio, W.E. Berdon: Gastrointestinal manifestations of cystic fibrosis. Semin. Roentgenol. 22 (1987) 97–113

Balthazar, E.J.: CT of small-bowel obstruction. Amer. J. Roentgenol. 162 (1994) 255–261

Balthazar, E.J.: For suspected small-bowel obstruction and an equivocal plain film, should we perform CT or a small-bowel series? Amer. J. Roentgenol. 163 (1994) 1260–1261

Balthazar, E.J., A.C. Chako: Computerized tomography in acute gastrointestinal disorders. Amer. J. Gastroenterol. 85 (1990) 1445–1452

Balthazar, E.J., B.A. Birnbaum, A.J. Megibow, R.B. Gordon, C.A. Whelan, D.H. Hulnick: Closed-loop and strangulating intestinal obstruction: CT signs. Radiology 185 (1992) 769–775

Blake, M.P., R.M. Mendelson: Computed tomography in acute small bowel obstruction. Aust. Radiol. 38 (1994) 298–302

Catalano, O.: The faeces sign. Radiologe 37 (1997) 417–419

Cho, K.C., J.C. Hoffman-Tretin, D.D. Altermann: Closed-loop obstruction of the small bowel: CT and sonographic appearance. J. Comput. assist. Tomogr. 13 (1989) 256–258

Frager, D., J.W. Baer: Role of CT in evaluating patients with small-bowel obstruction. Semin. Ultrasound 16 (1995) 127–140

Frager, D., S.W. Medwid, J.W. Baer, B. Mollinelli, M. Friedman: CT of small-bowel obstruction: value in establishing the diagnosis and determining the degree and cause. Amer. J. Roentgenol. 162 (1994) 37–41

Frager, D.H., J.W. Baer, A. Rothpearl, P.A. Bossart: Distinction between postoperative ileus and mechanical small-bowel obstruction: value of CT compared with clinical and other radiographic findings. Amer. J. Roentgenol. 164 (1995) 891–894

Frager, D.H, J.W. Baer, S.W. Medwid, P.A. Bossart: Detection of intestinal ischemia in patients with acute small-bowel obstruction due to adhesions or hernia: efficacy of CT. Amer. J. Roentgenol. 166 (1996) 67–71

Frazzini, V.I. Jr., W.J. English, B. Bashist, E. Moore: Small bowel obstruction due to phytobezoar formation within Meckel diverticulum: CT findings. J. Comput. assist. Tomogr. 20 (1996) 390–392

Freczko, R.J., D.G. Mezwa, M.C. Farah, B.D. White: Clinical significance of pneumatosis in the bowel wall. Radiographics 12 (1992) 1069–1078

Fukuya, T., D.R. Hawes, C.C. Lu, P.J. Chang, T.J. Barloon: CT diagnosis of small-bowel obstruction: efficacy in 60 patients. Amer. J. Roentgenol. 158 (1992) 765–769 u. 771–772

Gazelle, G.S., M.A. Goldberg, J. Wittenberg, E.F. Halpern, L. Pinkney, P.R. Mueller: Efficacy of CT in distinguishing small-bowel obstruction from other causes of small-bowel dilatation. Amer. J. Roentgenol. 162 (1994) 43–47

Goodman, P., B. Raval: CT diagnosis of acquired small bowel volvulus. Amer. Surgn. 56 (1990) 628–631

Goldmann, A., J.M. Friedrich, R. Roscher: Einsatz bildgebender Verfahren beim Gallensteinileus. Röntgen-Bl. 43 (1990) 345–348

Ha, H.K., C.H. Park, S.K. Kim: CT analysis of intestinal obstruction due to adhesions: early detection of strangulation. J. Comput. assist. Tomogr. 17 (1993) 386–389

James, S., D.M. Balfe, J.K.T. Lee, D. Picus: Small-bowel disease: categorization by CT examination. Amer. J. Roentgenol. 148 (1987) 863–868

Johnson, G.L., P.T. Johnson, E.K. Fishman: CT evaluation of the acute abdomen: bowel pathology spectrum of disease. Crit. Rev. diagn. Imag. 37 (1996) 163–190

Maglinte, D.D., S.N. Gage, B.H. Harmon, F.M. Kelvin, J.P. Hage, G.T. Chua, A.C. Ng, R.F. Graffis, S.M. Chernish: Obstruction of the small intestine: accuracy and role of CT in diagnosis. Radiology 188 (1993) 61–64

Maglinte, D.D., E.M. Kelvin, K. O'Connor, J.C. Lappas, S.M. Chernish: Current status of small bowel radiography. Abdom. Imag. 21 (1996) 247–257

Maglinte, D.D., B.L. Reyes, B.H. Harmon, F.M. Kelvin et al.: Reliability and role of plain film radiography and CT in the diagnosis of small-bowel obstruction. Amer. J. Roentgenol. 167 (1996) 1451–1455

Mayo-Smith, W.W., J. Wittenberg, G.L. Bennett, D.A. Gervais, G.S. Gazelle, P.R. Mueller: The CT small bowel faeces sign: description and clinical significance. Clin. Radiol. 50 (1995) 765–776

Megibow, A.J., E.J. Balthazar, K.C. Cho, S.W. Medwid, B.A. Birnbaum, M.E. Noz: Bowel obstruction: evaluation with CT. Radiology 180 (1991) 313–318

Meiser, G., H.W. Waclawiczek, M. Heinerman, O. Boeckl: Der intermittierende inkomplette Dünndarmileus. Sonographische Diagnostik und Trendbeobachtung. Chirurg 61 (1990) 651–656

Mindelzun, R.E.: Mid-small-bowel obstruction. Amer. J. Roentgenol. 164 (1995) 255–256

Pedersen, P.R., K.K. Petersen, S.W. Topp: Value of ultrasonography in the diagnosis of gallstone ileus. Radiologe 28 (1988) 479–480

Pozniak, M.A., K.A. Scanlan, D. Yandow, G. Mulligan: Current status of small-bowel ultrasound. Radiologe 30 (1990) 254–265

Roche, J., M. Pourrot, A. Frairo, H. Ohanessian, W. Tohoubi, L. Volle: Diagnostic echographique de l'ileus biliaire. A propos de deux observations. Gastroenterol. clin. biol. 13 (1989) 1088–1089

Seal, E.C., M.F. Creagh, P.J. Finch: Gallstone ileus: a new role for abdominal computed tomography. Postgrad. Med. J. 71 (1995) 313–315

Tarouel, P.G., J.M. Fabre, J.A. Pradel, E.J. Seneterre, A.J. Megibow, J.M. Bruel: Value of CT in the diagnosis and management of patients with suspected acute small-bowel obstruction. Amer. J. Roentgenol. 165 (1995) 1187–1192

Traill, Z.C., D.J. Nolan: Imaging of intestinal obstruction. Brit. J. Hosp. Med. 55 (1996) 267–271

3 Malabsorption

Einführung

Malabsorption ist der klinische Begriff für einen *Zustand chronischer Mangelernährung.* Als Folge von strukturellen oder funktionellen Veränderungen der Dünndarmmukosa kommt es zur Steatorrhö mit Gewichtsabnahme und gespanntem Abdomen. Mit der Enteroklysmauntersuchung lassen sich Ursachen und Komplikationen der Malabsorption aufzeigen.

Glutensensitive Sprue

Diese Erkrankung wird bei einer Manifestation im Kindesalter als *Zöliakie* bezeichnet, der Altersgipfel liegt bereits im 1. Lebensjahr. Im Erwachsenenalter treten die Symptome meist in der 2.–3. Lebensdekade auf, die Erkrankung wird dann *einheimische (nichttropische) Sprue* genannt. Die glutensensitive Enteropathie ist durch eine subtotale oder totale Zottenatrophie im Jejunum gekennzeichnet, die bei konsequentem Einsatz einer glutenfreien Diät reversibel ist. Diese Reversibilität nach Glutenentzug besteht nicht bei Patienten mit einem Zöliakiesyndrom bei einer Dermatitis herpetiformis Duhring oder bei einer familiär gehäuften, latenten Zöliakie.

Die Zottenatrophie wird als Folge einer T-Zell-vermittelten Immunreaktion auf das Weizenkleberprotein Gluten aufgefaßt. Typische klinische Symptome sind:

- Diarrhö, z.T. als Steatorrhö mit voluminösen Fettstühlen,
- Gewichtsverlust,
- okkulte gastrointestinale Blutungen.

Die Diagnose der Erkrankung wird durch die histopathologische Untersuchung von Biopsien aus dem Duodenum bzw. dem oberen Jejunum gestellt. Zwischen dem Schweregrad der Erkrankung und dem radiologisch erfaßbaren Ausmaß der Darmzottenatrophie besteht keine strenge Korrelation.

Enteroklysma

In der Dünndarmdoppelkontrastuntersuchung fällt eine Separation der Kerckring-Falten im Jejunum auf. Die Distanz zwischen den Falten ist erhöht, so daß statt 10–14 Falten im gedehnten 5-cm-Segment des Jejunums meist weniger als 6–8 Falten zur Darstellung kommen (Abb. 3.**1**). Gleichzeitig ist die Höhe der Falten reduziert. Da das Röntgenbild des derart veränderten Jejunums dem des Kolons ähnelt, spricht man von der *Kolonisierung des Jejunums* (Abb. 3.**2**). Im Ileum, wo im Normalfall die Faltenzahl pro Längeneinheit von oral nach aboral abnimmt (4–8 Falten im 5-cm-Segment), zeigt sich bei der Zöliakie eine Ballung (8–10 Falten) und eine Verdickung der Kerckring-Falten auf 2 mm. Dieses, auch *Jejunisierung des Ileums* genannte Phänomen soll die Adaptation des Ileums an die im Jejunum verlorengegangene Resorptionsfläche widerspiegeln (Abb. 3.**3**). Ein fortgeschrittener jejunaler Faltenverlust kann zum Bild des strukturlosen Darms führen (Abb. 3.**4**). Unter glutenfreier Diät normalisiert sich das jejunale Faltenmuster, während die Jejunisierung im Ileum meist bestehen bleibt.

Weitere, häufig bei der Sprue zu beobachtende Röntgenzeichen wie

- Hyperperistaltik,
- schlechter Wandbeschlag und
- Dilatation

sind unspezifisch und daher weniger brauchbar für die Diagnosestellung. Bei der Untersuchung von Zöliakiepatienten mit der fraktionierten Verfol-

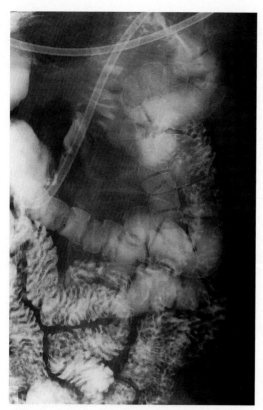

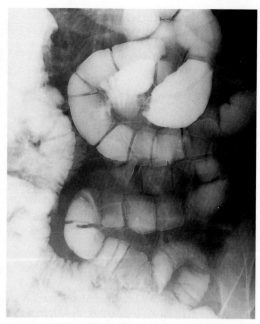

Abb. 3.**2** **Malabsorptionssyndrom bei glutensensitiver Sprue.** 52jährige Patientin mit häufigen Durchfällen. Deutlich verminderter Faltenbesatz im oberen Dünndarm mit dem Bild einer Kolonisierung des Jejunums.

Abb. 3.**1** **Glutensensitive Sprue.** 70jährige Patientin mit Malabsorptionssyndrom. Die Jejunumschlingen im linken Oberbauch weisen einen deutlich verminderten Faltenbesatz auf, während die Ileumschlingen im Mittel- und Unterbauch eine Faltenballung demonstrieren. Bioptisch gesicherte Zottenatrophie.

gungspassage wurden gehäuft passagere Intussuszeptionen gefunden.

Bleibt das Malabsorptionssyndrom unter glutenfreier Kost therapierefraktär oder kommt es zu einem Malabsorptionsrezidiv unter verläßlich eingehaltener Diät, kann ein komplizierendes Non-Hodgkin-Lymphom vorliegen. Diese Lymphommanifestation wird als *enteropathieassoziiertes T-Zell-Lymphom* bezeichnet. Im Enteroklysma ist das Lymphom schwer zu erkennen, meist findet sich eine umschriebene Faltenverdickung. 10–15 % der Patienten mit einer Zöliakie erkranken an einem Lymphom. Zusätzlich liegt bei Patienten mit Zöliakie eine erhöhte Erkrankungsrate für duodenojejunale Karzinome vor. In seltenen Fällen gehen die klinischen Symptome des Lymphoms (Obstruktion, Blutung, Perforation) der Zöliakie voraus, so daß auch Patienten mit einer latenten Zöliakie lymphomgefährdet sind.

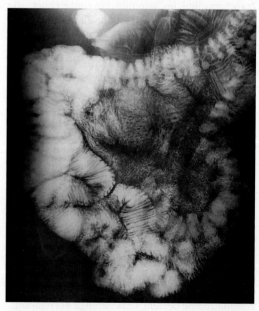

Abb. 3.**3 a, b** **Zöliakie.** 24jährige Patientin mit einer, seit der Kindheit bestehenden glutensensitiven Enteropathie:
a Faltenverdickung des Jejunums ohne wesentliche Separation. Ausgeprägte Faltenballung mit Jejunisierung des Ileums.

Abb. 3.**3b** Im Rahmen des Malabsorptionssyndroms entstandene Osteomalazie mit Spontanfrakturen der Schenkelhälse und des vorderen Beckenrings.

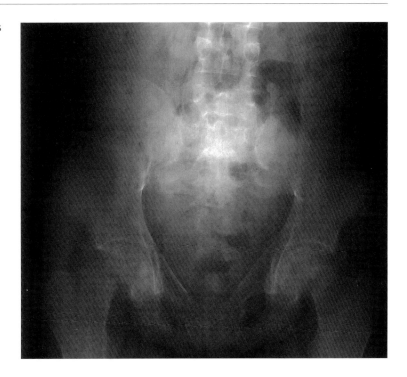

Computertomographie und Sonographie

In der Ultraschalluntersuchung fällt meist eine vermehrte Peristaltik auf. Mit Sonographie und CT lassen sich mäßig ausgeprägte Darmwandverdickungen (Abb. 3.**5**), Aszites und vielfach auch ein kleiner Perikarderguß nachweisen.

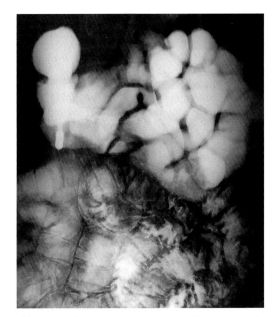

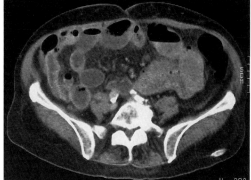

Abb. 3.**4 Glutensensitive Sprue.** 43jährige Patientin mit schwerem Malabsorptionssyndrom. Das Jejunum ist aufgrund der fortgeschrittenen Faltenatrophie weitgehend strukturlos (sog. moulage sign). Faltenschwellung im Ileum, z.T. hypersekretionsbedingte Reduzierung des Kontrastmittelbeschlags.

Abb. 3.**5 Glutensensitive Sprue.** 30jährige Patientin. Die CT dokumentiert vermehrt flüssigkeitsgefüllte Darmschlingen bei teilweise verdickten Darmwänden.

Tropische Sprue

Auch bei dieser Form der Sprue liegt eine Zottenatrophie vor, eine Beziehung zur oralen Glutenauf-
nahme besteht jedoch nicht. Die tropische Sprue
befällt den ganzen Dünndarm, die Mukosa ist jedoch nur partiell atrophiert. Die Ätiologie der
überwiegend in Entwicklungsländern vorkom-
menden Erkrankung ist unklar, diskutiert wird eine wahrscheinlich antibiotisch beeinflußbare
chronische Magen-Darm-Infektion. Betroffen sind
sowohl Bewohner als auch Touristen. In der Dünndarmdoppelkontrastuntersuchung findet sich eine
Faltenverdickung. Im Gegensatz zur Zöliakie ist
aber keine Separation der Falten erkennbar.

Morbus Whipple

Ursächlich liegt eine Infektion mit sog. Whipple-
Bakterien zugrunde. Diese sind mit den Aktinomy-
zeten genetisch verwandte, grampositive Keime,
die nach oraler Aufnahme von intestinalen Makrophagen phagozytiert, aber nicht zerstört werden.
Prädisponierender Faktor ist wahrscheinlich eine
ungeklärte Störung der zellulären Immunität mit
histiozytärer Dysfunktion. Die bakterienspeichern-
den Histiozyten sammeln sich besonders in der
Mukosa des Ileums an und behindern den Lymph-
abfluß, so daß sich der Chylus aufstaut. Aufgrund
der daraus folgenden Lymphabflußstörung mit
Malabsorption wird die Erkrankung auch *Lipodys-
trophia intestinalis* genannt. Eine systemische All-
gemeinerkrankung mit zusätzlichem Befall der
Herzklappen, der Gelenkkapseln und des Zentral-
nervensystems (ZNS) ist möglich. Bioptisch lassen
sich innerhalb der aufgetriebenen Dünndarmzot-
ten Lipidtropfen und Fragmente der Erreger in
PAS-(periodic acid Schiff)positiven Makrophagen
der Lamina propria nachweisen. Die mesenterialen
Lymphknoten sind vergrößert. Die Therapie besteht in einer Antibiotikagabe, z.B. Tetracycline
oder Cotrimoxazol.

Enteroklysma und Computertomographie

Bei der bildgebenden Diagnostik zeigen sich im
Enteroklysma morphologische und funktionelle
Veränderungen. Im leicht dilatierten proximalen
Dünndarm sind die Falten nur gering verdickt. Das
Schleimhautmuster ist feinnodulär verändert, ver-
größerte mesenteriale Lymphknoten können den
Darm verlagern und komprimieren (Abb. 3.6). Im
floriden Krankheitsstadium finden sich Hinweise
auf einen unspezifischen Reiz- und Entzündungs-
zustand mit vermehrtem Flüssigkeitsgehalt im
Darm und einer Hyperperistaltik. Sonographisch
und computertomographisch lassen sich vergrößerte mesenteriale Lymphknoten erkennen.
Diese weisen aufgrund des hohen Lipidgehalts typischerweise niedrige CT-Dichtewerte auf. Die
Dünndarmwände sind im Rahmen der Lymphstau-
ung mäßiggradig verdickt.

Abb. 3.**6**   **Morbus Whipple.** 43jährige Patientin mit
Diarrhö und Steatorrhö. Bei rascher Kontrastmittelpassage zeigen die leicht verdickten Falten einen nodulären
Schleimhautaspekt. Die Diagnose wurde aus einer Duo-
denalwandbiopsie gestellt.

Kurzdarmsyndrom

Nach Entfernung oder Ausschaltung von längeren Jejunumabschnitten kommt es im Ileum zu einer Zunahme der Faltenzahl und zu einer Größenzunahme der Villi, um die resorptive Kapazität des Dünndarms zu sichern. Diese Adaptation verhindert die Entstehung eines Malabsorptionssyndroms. Spezifische Leistungen des Ileums wie die Absorption des Intrinsic-factor-Vitamin-B$_{12}$-Komplexes und die Reabsorption von konjugierten Gallensalzen gehen jedoch verloren, wenn mehr als 100 cm vom distalen Ileum entfernt werden. Als Folge kommt es zur osmotischen Diarrhö. Zu einer funktionellen Dünndarmverkürzung kann es nach rechtsseitiger Hemikolektomie mit Entfernung der Bauhin-Klappe kommen. Die fehlende Barriere ermöglicht die Dünndarmbesiedelung mit Kolonflora, so daß sich die intestinale Transit- und Kontaktzeit verkürzt und weniger Nahrungsstoffe resorbiert werden. Die häufigsten Indikationen zu ausgedehnteren Dünndarmresektionen ergeben sich beim Morbus Crohn, einer Dünndarmischämie und einer Strahlenenteritis. Jejunoileale Bypassoperationen werden zur Behandlung der Adipositas eingesetzt.

Die Röntgenuntersuchung beim Kurzdarmsyndrom (Abb. 3.**7**) soll folgende Punkte klären:

- Nachweis bzw. Ausschluß eines Erkrankungsrezidivs,
- Visualisierung des verbliebenen Dünndarms und dessen Adaptationsstatus,
- Indikation zur erneuten Darmoperation.

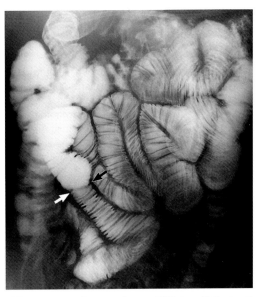

Abb. 3.**7** **Kurzdarmsyndrom.** 48jähriger Patient mit Zustand nach Bauchtrauma und Resektion von 120 cm Ileum. Die End-zu-End-Anastomose ist durch Pfeile markiert. Rasche Transitzeit mit Kolonfüllung. Adhäsionen im linken Oberbauch.

Eine besondere Rolle kommt dem Enteroklysma im Rahmen der Vorbereitung zur Dünndarmtransplantation zu.

Bakterieller Überwuchs

Der Bakteriengehalt des Dünndarms steigt von proximal nach distal an und liegt zwischen 10^4 und 10^8 Keimen pro ml. Bei bakteriellem Überwuchs im distalen Ileum kommt es zur vermehrten Dekonjugation von Gallensäuren mit einer Störung der Mizellenbildung und einer verminderten Fettresorption. Die freien Gallensäuren führen außerdem zu einer sekretorischen Diarrhö im Kolon. Ein Überangebot an Bakterien im Dünndarm bewirkt eine Aktivitätshemmung der Bürstensaumenzyme (Disaccharidasen) mit der Folge einer Malabsorption und einer intraluminalen Fermentation von Kohlehydraten.

Sklerodermie

Der am häufigsten von einer Sklerodermie betroffene Abschnitt des Verdauungstrakts ist mit 80 % der Ösophagus. Eine Dünndarmbeteiligung liegt bei ca. 60 % der Patienten vor. Perivaskuläres Kollagen in der Umgebung der kleinen, submukösen Darmgefäße, eine Atrophie der glatten Muskulatur und der Ersatz der Lamina muscularis propria durch Kollagen führen als pathomorphologisches Korrelat zur Dünndarmmotilitätsstörung. Als Folge der damit verbundenen Stase kann es zu einem bakteriellen Überwuchs kommen.

In der Dünndarmdoppelkontrastuntersuchung dominiert bei normaler Breite der Kerckring-Falten eine erhöhte Faltendichte mit ca. 15 Falten im 5-cm-Segment. Die Darmmotilität ist reduziert mit längeren hypotonen Segmenten und dilatierten Abschnitten. Divertikelartige Sakkulationen an der antimesenterialen Darmwand werden überwiegend im Kolon und seltener im Dünndarm von Patienten mit einer Sklerodermie beobachtet. Komplizierend kann es zur passageren Intussuszeption und Pneumatosis cystoides kommen.

Diabetes mellitus

Ähnlich der diabetischen Gastropathie mit Magenentleerungsstörungen kann es bei Diabetikern zu einer diabetischen Enteropathie des Dünndarms kommen. Als Ursache der damit verbundenen Darmmotilitätsstörung bei herabgesetzter Peristaltik werden neben der Neuropathie eine Arteriosklerose der kleinen Darmwandgefäße diskutiert. Bei der Röntgenuntersuchung lassen sich nur unspezifische Veränderungen wie die verminderte Darmmotilität nachweisen. Eine charakteristische Änderung des Faltenmusters gibt es nicht, hier zeigen sich erst bei einer fortgeschrittenen und chronischen Darmischämie auffällige Befunde.

Pseudoobstruktion

Mit diesem Begriff wird das klinische Zustandsbild einer *chronischen intestinalen Obstruktion* ohne Zeichen für eine Unwegsamkeit des Darmlumens oder eine Kompression von außen verstanden. Der Zustand wird *idiopathisch* genannt, wenn keine der in Tab. 3.1 aufgeführten Ursachen vorliegt und damit eine neuro- oder myopathische Genese angenommen werden muß. Bakterieller Überwuchs mit oder ohne Malabsorption hängt von der Dauer und dem Ausmaß der Pseudoobstruktion ab. Der ganze Intestinaltrakt oder einzelne Abschnitte können betroffen sein. In der Sellink-Untersuchung findet sich als unspezifisches Zeichen eine Hypomotilität mit wechselnd ausgeprägten Engstellungen einzelner Darmabschnitte.

Tabelle 3.1　Ursachen der chronisch intestinalen Pseudoobstruktion

- Kollagenose (Sklerodermie, Dermatomyositis, Lupus erythematodes, Periarteriitis nodosa)
- Amyloid
- Endokrinopathien (Hypoparathyreoidismus, Myxödem, Diabetes)
- Neuropathien (Morbus Parkinson, Chagas-Erkrankung, Multiple Sklerose, spinales Trauma)
- Medikamente (Ganglienblocker, Barbiturate, Sedativa, Abführmittel)
- Zöliakie
- Ischämie
- Elektrolytstörungen (Hypokaliämie, Hypomagnesiämie)
- Parasitosen (Strongyloidiasis, Trypanosomiasis)
- Bleivergiftung

Amyloidose

Als Amyloid wird ein kongophiles hyalines Material mit Glykoproteincharakter und Mikrofibrillenstruktur bezeichnet. Die Substanz wird bei der *primären Amyloidose* ohne erkennbare Grunderkrankung im Extrazellularraum von verschiedenen Organen vermehrt eingelagert. Bei 70 % der betroffenen Patienten ist es in den Wänden des Gastrointestinaltrakts nachweisbar. Eine *sekundäre Amyloidose* kann bei chronischen Infektionen und im Rahmen eines multiplen Myeloms auftreten. Das Amyloid wird in den Darmwandgefäßen, der Lamina muscularis propria und in der Epithelschicht des Darms abgelagert. Durch eine partielle Zottenatrophie kommt es zum Verlust an resorptiver Oberfläche. Zusätzlich finden sich Motilitätsstörungen und eine Mangeldurchblutung. Es kann zur Pseudoobstruktion mit bakteriellem Überwuchs und Malabsorption kommen. Typische Komplikationen bei der Amyloidose sind:

- Darminfarkt,
- Ulzeration,
- Perforation.

Der fatale Krankheitsverlauf wird durch den extraintestinalen Amyloidbefall mit Nieren- und Herzinsuffizienz bestimmt.

Im Enteroklysma zeigen sich verdickte Darmwände und geschwollene Kerckring-Falten mit z.T. erkennbarer mikronodulärer Oberfläche. Der Darm imponiert insgesamt steif und bewegungsarm.

Dünndarmdivertikel

Im Vergleich zu den Kolondivertikeln sind Dünndarmdivertikel deutlich seltener, wobei keine exakten Angaben zur Prävalenz vorliegen. Nur etwa 1/3 der Patienten mit dieser Darmanomalie hat folgende klinische Symptome:

- Bauchschmerzen bei Divertikulitis,
- Blutung bei Ulkus,
- Obstruktion bei divertikelinduziertem Volvulus,
- Malabsorption bei bakteriellem Überwuchs.

Die meisten Divertikel finden sich im proximalen Jejunum, häufig in unmittelbarer Nachbarschaft zum Treitz-Band. Sie nehmen an Zahl und Größe von oral nach aboral ab. Dünndarmdivertikel sind erworben, sie entstehen durch einen transmuralen Schleimhautprolaps an der Durchtrittstelle der Mesenterialgefäße. Diese Pulsionsdivertikel liegen deshalb immer am mesenterialen Darmansatz.

Bei der Dünndarmdoppelkontrastuntersuchung kommen Divertikel als unterschiedlich

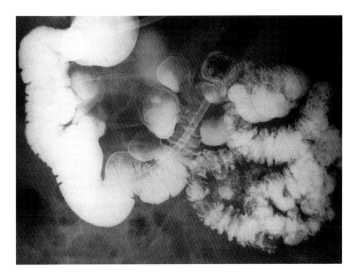

Abb. 3.8 Multiple Divertikel. 71jährige Patientin mit multiplen, strukturlosen Wandausstülpungen an der mesenterialen Jejunumwand. Gleichzeitiger Nachweis eines juxtapapillären Duodenaldivertikels.

große Darmwandausstülpungen mit glatter Kontur und glatter Innenfläche zur Darstellung (Abb. 3.**8**). Die häufig traubenförmig angeordneten Hohlräume sind im Stehen besser zu sehen als im Liegen. Das betroffene Segment mit seinem Divertikelbesatz ist abnorm beweglich und zeigt eine Pendelperistaltik mit insgesamt verzögerter Passage. Sonographisch und in der CT lassen sich Divertikel als mit flüssigem Darminhalt oder Kontrastmittel gefüllte, rundliche Raumforderungen in unmittelbarer Nachbarschaft zu Dünndarmschlingen nachweisen.

Blinde Schlingen, prästenotische Dilatation

Wenn nach einem resezierenden Dünndarmeingriff blinde Schlingen verbleiben, besteht die Gefahr eines stasebedingten bakteriellen Überwuchses mit Malabsorptionssyndrom. Da zur Wiederherstellung der Kontinuität des Darms heute überwiegend End-zu-End-Anastomosen angelegt werden, sind blinde Schlingen als Ursache für ein Malabsorptionssyndrom selten. Ein kontinuierlicher Ileum-Pouch (Kock-Anus) nach totaler Kolektomie aufgrund einer Colitis ulcerosa oder einer familiären Polypose kann bei nicht ordnungsgemäßer Funktion ebenfalls Anlaß für eine Stase mit bakteriellem Überwuchs sein.

Eosinophile Gastroenteritis

Diese chronisch entzündliche Erkrankung ist ätiologisch wahrscheinlich auf eine Nahrungsmittelallergie zurückzuführen. Lamina propria und Submukosa weisen ein dichtes eosinophiles Infiltrat auf, das sich vor allem in Richtung der Serosa hin ausbreitet. Die Mukosa kann im Sinne einer partiellen Atrophie mitverändert sein. Im peripheren Blut besteht fast immer eine Leukozytose mit deutlicher Eosinophilie (bis 50 %). Die pyloroantrale Region des Magens ist in 90 % der Fälle mitbetroffen. Im Enteroklysma ist das Lumen des betroffenen Darmabschnitts reduziert. Darmwand und Kerckring-Falten sind verdickt. Normale und befallene Segmente können aufeinander folgen.

Morbus Waldenström

Analog zum Plasmozytom wird der Morbus Waldenström (Syn. *Makroglobulinämie*) zu den Non-Hodgkin-Lymphomen mit niedrigem Malignitätsgrad gezählt. Es handelt sich um ein malignes Lymphom der B-Lymphozyten mit Paraproteinämie durch eine Vermehrung eines monoklonalen Makromoleküls vom Typ Immunglobulin M (IgM).

Histologisch liegt eine histiozytäre Infiltration der Lamina propria vor. Das Zytoplasma dieser Zellen enthält hyalines Material, welches die Lymphwege verstopft, so daß ähnlich wie bei der Amyloidose und beim Morbus Whipple eine Malabsorption resultiert. Als Folge der Lymphabflußstörung demonstriert die Dünndarmdoppelkontrastuntersuchung bei den meist älteren Patienten mit einem Morbus Waldenström ein mikronoduläres Schleimhautmuster, das später in eine Faltenschwellung übergeht. Differentialdiagnostisch kommen Morbus Crohn, Amyloidose, Morbus Whipple und Lymphangiektasie in Betracht. Sonographisch und in der CT kommt eine Wandverdickung der betroffenen Darmschlingen zur Darstellung (Abb. 3.**9**). Gleichzeitig läßt sich mit diesen Schnittbildverfahren das Ausmaß der extraintestinalen Manifestation in Leber, Milz und Lymphknoten beurteilen.

Abb. 3.9 B-Zell-Lymphom des Dünndarms bei Morbus Waldenström. 80jähriger Patient mit Malabsorption und Paraproteinämie. Lymphombedingte, exzentrische Wandverdickung einer Ileumschlinge in der CT-Untersuchung.

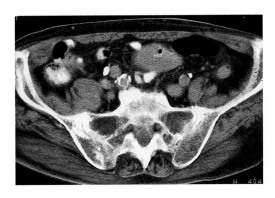

Mastozytose

Hier liegt eine diffuse Infiltration der Lamina propria durch Mastzellen vor, die zu einer nodulären Faltenverdickung führt. Die mikroskopisch nachweisbare subtotale Zottenatrophie und die klinische Besserung nach Glutenentzug lassen eine ätiologische Parallele zur Sprue vermuten. Fakultativ findet sich eine begleitende Urticaria pigmentosa. Klinisch stehen die durch die Histaminfreisetzung aus den Mastzellen verursachten Symptome im Vordergrund:

- Flush,
- Diarrhö,
- Tachykardie.

Lymphangiektasie

Das pathoanatomische Korrelat bei der primären (angeborenen) Lymphangiektasie ist die Dilatation der Lymphgefäße in der mukösen und submukösen Schicht der Darmwand. Diarrhö, Steatorrhö, Ödeme und rezidivierende Infekte stehen klinisch im Vordergrund. Ursache der generalisierten Ödemneigung ist der intestinale Eiweißverlust, die Erkrankung zählt deshalb auch zu den *eiweißverlierenden Enteropathien*. Gleichzeitig geraten die Patienten in ein Immundefizit, da Immunglobuline und T-Lymphozyten über dilatierte Lymphgefäße verlorengehen.

Sekundäre Formen der Lymphangiektasie finden sich als Folge einer Lymphblockade bei:

- Karzinomatose,
- Morbus Whipple,
- retroperitonealer Fibrose,
- Morbus Waldenström.

Bei den meisten Patienten mit einer Lymphangiektasie fällt in der Sellink-Untersuchung eine Sekretvermehrung mit Kontrastverlust auf. Das Schleimhautrelief weist eine kleinknotige Faltenverdickung auf. Sonographisch und mit der CT lassen sich eine Darmwandverdickung und leicht vergrößerte Lymphknoten nachweisen. Bei dem insgesamt uncharakteristischen Bild liefert erst die jejunale Biopsie die endgültige Diagnose.

Immundefizite

Die intestinale Immunität ist an die Strukturen des MALT-(mucosa-associated lymphoid tissue)Systems gebunden. Dieses besteht aus:

- Peyer-Plaques,
- lymphatischen Zellen der Lamina propria,
- intraepithelialen Lymphozyten.

Peyer-Plaques beinhalten Verbände von vorwiegend Immunglobulin-A-(IgA-)produzierenden B-Zellen und interfollikuläre Abschnitte mit T-Zellen. Die lymphatischen Zellen der Lamina propria sind B- oder T-Zellen sowie Plasmazellen, die den Hauptteil des humoralen Immunsubstrats produzieren. Die hier angesiedelten Mastzellen dienen der Phagozytose, z.B. von Whipple-Bakterien oder Mycobacterium avium intracellulare. Intraepitheliale Lymphozyten sind T-Zellen, die bei Erkrankungen zunehmen, denen eine Immunauseinandersetzung mit Nahrungsbestandteilen im Darmlumen zugrunde liegt. Hierzu zählen die glutensensitive Sprue, die tropische Sprue und die Lambliasis. Bei den Immundefiziten wird zwischen *angeborenen* und *erworbenen* Formen differenziert.

Agammaglobulinämie

Bei dieser X-chromosomal vererbten Erkrankung werden aufgrund einer fehlenden Ausdifferenzierung von B-Zellen keine Antikörper gebildet. Am Darm kommt es zu chronischen Infekten mit häufigem Lamblienbefall. Der röntgenmorphologische Dünndarmbefund ist unspezifisch.

Isolierter Immunglobulin-A-Mangel

Dieser geht mit einem völligen Fehlen von Plasmazellen in der Lamina propria einher. Kompensatorisch ist meist der IgM-Spiegel erhöht. Eine sprueähnliche Zottenatrophie führt über eine Malabsorption zur Diarrhö und Steatorrhö. Bei manchen Patienten hilft eine glutenfreie Diät.

Noduläre lymphatische Hyperplasie

Diese meist bei Kindern und Jugendlichen vorkommende Veränderung führt im Enteroklysma zu multiplen, kleinnodulären Füllungsdefekten, die sich bevorzugt im terminalen Ileum, z.T. auch im Zäkum nachweisen lassen (Abb. 3.**10**). In dieser Altersgruppe kommt den Veränderungen kein sicherer Krankheitswert zu. Bei Erwachsenen gilt die noduläre lymphatische Hyperplasie als ein unspezifisches Krankheitszeichen, das bei immundefizitären Zuständen wie dem IgA-Mangel (s. oben) häufig beobachtet wird. Andere, häufig mit dieser Darmschleimhautveränderung assoziierte Erkrankungen sind die perniziöse Anämie, der Morbus Behçet und der Morbus Boeck. Die noduläre lymphatische Hyperplasie ist gehäuft mit einer Lamblieninfektion assoziiert.

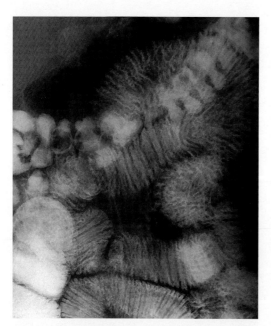

Abb. 3.10 Noduläre lymphatische Hyperplasie. 24jährige Patientin mit Durchfall und erhöhter Infektanfälligkeit. Primäres Antikörpermangelsyndrom mit IgA-Mangel. Nachweis von multiplen kleinnodulären Füllungsdefekten im gesamten Dünndarm mit feingranulärem Aspekt der Schleimhaut.

α-Kettenkrankheit

Die α-Kettenkrankheit ist durch den Nachweis eines Immunglobulins aus schweren Ketten bei fehlenden leichten Ketten und der obligatorischen Entwicklung eines Lymphoms gekennzeichnet. Das Lymphom kann sich diffus oder multilokular manifestieren. Da die Erkrankung bevorzugt bei jungen Erwachsenen aus Ländern der dritten Welt vorkommt, wird sie auch als *Mittelmeerlymphom* bezeichnet. Eine diffuse Plasmazellinfiltration der Darmwand führt im Röntgenbild zu einer Verdickung der Dünndarmfalten mit bevorzugtem Befall von Duodenum und Jejunum.

Graft-versus-host disease (GVHD)

Hierbei handelt es sich um eine Komplikation nach allogener Knochenmarktransplantation. Die insbesondere bei akuten Leukosen und aplastischen Anämien durchgeführte Therapie besteht in einer weitgehenden Zerstörung des eigenen Knochenmarks durch Strahlen- und Chemotherapie mit anschließender Infusion von Knochenmark eines geeigneten Spenders. Der GVHD liegt eine Reaktion des immunkompetenten Spendergewebes auf Empfängerzellen zugrunde. Bevorzugt betroffene Organsysteme sind die Haut, der Gastrointestinaltrakt und die Lunge. Klinisch dominiert bei der Darmbeteiligung eine Diarrhö. Im Akutstadium ist bei den meist steril eingeschleusten Patienten als einziges bildgebendes Verfahren eine Sonographie durchführbar. Hier zeigen sich ausgeprägte Darmwandverdickungen bei einem vermehrten Flüssigkeitsgehalt. Eine Röntgenuntersuchung ist allenfalls bei chronischen GVHD-Zuständen indiziert. Es finden sich dann verdickte oder verstrichene Dünndarmfalten und Thumb prints, eine Separation der Schlingen und eine durch die ödematös geschwollenen Darmwände bedingte Lumeneinengung. Der Kontrastmittelbeschlag ist aufgrund der vermehrten Schleimsekretion schlecht.

AIDS

AIDS (acquired immune deficiency syndrome) ist die Bezeichnung für eine klinisch manifeste Erkrankung von HIV-(human immunodeficiency virus)infizierten Patienten an einer sog. AIDS-definierenden Erkrankung. Neben HIV-assoziierten Darmmalignomen (s. Kap. 4) und einer Darminfektion mit atypischen Erregern (s. Kap. 5) kommt es insbesondere in fortgeschrittenen Krankheitsstadien zu einer mehr unspezifischen Darmbeteiligung mit Malabsorption und Diarrhö. Eine Sellink-Untersuchung wird zum Ausschluß bzw. zur Bestätigung einer opportunistischen Darminfektion, eines Lymphoms oder eines Kaposi-Sarkoms durchgeführt.

Darmödem

Extraintestinale Erkrankungen, die mit einer verminderten Bildung oder einem erhöhten Verlust von Proteinen einhergehen, können über ein Darmwandödem zu einem Malabsorptionssyndrom führen. Hierzu zählen:

- nephrotisches Syndrom,
- Leberzirrhose,
- kardial bedingte Venendruckerhöhung.

Enteroklysma

Im Enteroklysma (Abb. 3.**11a**) erkennt man ödematös wandverdickte Schlingen mit deutlicher Faltenschwellung. Der Flüssigkeitsgehalt ist erhöht, so daß ein schlechter Wandbeschlag resultiert.

Sonographie und Computertomographie

Sonographisch und in der CT findet sich eine ödembedingte Wandverdickung bei meist vermehrtem Flüssigkeitsgehalt der Darmschlingen (Abb. 3.**11b**).

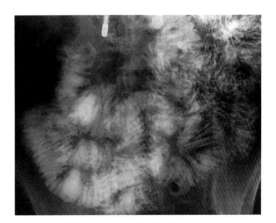

Abb. 3.**11 a, b   Darmwandödem bei Proteinmangel.**
48jähriger Patient mit nephrotischem Syndrom:
a Sellink-Untersuchung mit Faltenödem bei Verbreiterung der Kerckring-Falten und vermindertem Wandbeschlag aufgrund von Hypersekretion.

Abb. 3.**11 b** ▷

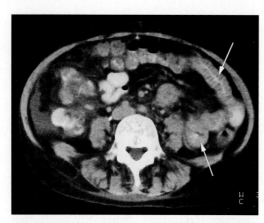

Abb. 3.**11 b** CT mit longitudinaler und transversaler Darstellung von wandverdickten Dünndarmschlingen im linken Mittelbauch (Pfeile).

Literatur

Antes, G.: Die allgemeinen Motilitätsstörungen des Dünndarms. Radiologe 30 (1990) 273–279

Barlow, J.M., C.D. Johnson, D.H. Stephens: Celiac disease: how common is jejunoileal fold pattern reversal found at small-bowel follow-through? Amer. J. Roentgenol. 166 (1996) 575–577

Bruggemann, A., H. Burchardt, G. Lepsien: Sonographical findings in Whipple's Disease. A case report with regard to the literature. Surg. Endosc. 6 (1992) 138–140

Caspary, W.F.: Malassimilationssyndrom (Maldigestion–Malabsorption). In Caspary, W.F.: Handbuch der Inneren Medizin, Dünndarm Band III/3A. Springer, Berlin 1983 (S. 585–626)

Cobden, I.: Physiopathological mechanisms of malabsorption in adult coeliac disease. Acta gastro-enterol. belg. 49 (1986) 435–441

Engelbrecht, V., G. Grützner, S. Mauss, R. Schonlau, U. Mödder: Zytomegalievirusinfektion des Intestinaltraktes. Computertomographische Befunde bei AIDS-Patienten. Radiologe 34 (1994) 88–93

Fakhri, A., E.K. Fishman, B. Jones, F. Kuhajda, S.S. Siegelmann: Primary intestinal lymphangiectasia: clinical and CT findings. J. Comput. assist. Tomogr. 9 (1985) 767–770

Fine, K.D.: The prevalence of occult gastrointestinal bleeding in celiac sprue. New Engl. J. Med. 334 (1996) 1163–1167

Heidinger, K., B. Kemkes-Matthes, K.J. Matthes, F. Franke, R. Voss, H. Heckers: Einheimische Sprue: Erstdiagnose aufgrund von Blutungskomplikationen. Dtsch. med. Wschr. 120 (1995) 1543–1546

Herlinger, H.: Radiology in malabsorption. Clin. Radiol. 45 (1992) 73–78

Herlinger, H.: Enteroclysis in malabsorption: can it influence diagnosis and management? Radiologe 33 (1993) 335–342

Horowitz, A.L., M.A. Meyers: The „hide-bound" small bowel of scleroderma: characteristic mucosal fold pattern. Amer. J. Roentgenol. 119 (1973) 332–334

Jones, B., S.D. Wall: Gastrointestinal disease in the im-munocompromised host. Radiol. Clin. N. Amer. 30 (1992) 555–577

Khilnani, M.T., R.J. Keller, J. Cuttner: Macroglobulinemia and steatorrhea. Radiol. Clin. N. Amer. 7 (1989) 43–55

Marshak, R.H., A. Lindner, D. Maklansky, A. Gelb: Eosinophilic Gastroenteritis. J. Amer. med. Ass. 245 (1981) 1677–1680

Maya, M.M., J. Friedwald: Intestinal lymphangiectasia: ultrasound evaluation of a case simulating appendicitis. Abdom. Imag. 18 (1993) 27–28

Mike, N., U. Udeshi, P. Asquith, J. Ferrando: Small bowel enema in non-responsive coeliac disease. Gut 31 (1990) 883–885

Ott, M., B. Lembcke, S. Staszewski, E.B. Helm, W.F. Caspary: Intestinale Permeabilitat bei Patienten mit erworbenem Immundefektsyndrom (AIDS). Klin. Wschr. 69 (1991) 715–721

Radin, R.: HIV infections. analysis in 259 consecutive patients with abnormal abdominal CT findings. Radiology 197 (1995) 712–722

Relman, D.A., T.M. Schmidt, R.P. MacDermott, S. Falkow: Identification of the uncultured bacillus of Whipple's disease. New Engl. J. Med. 327 (1992) 293–301

Riccabona, M., E. Rossipal: Sonographic findings in celiac disease. J. pediat. Gastroenterol. Nutr. 17 (1993) 198–200

Riccabona, M., E. Rossipal: Bedeutung der Sonographie in der Diagnostik der Zöliakie. Ultraschall in Med. 17 (1996) 31–33

Rijke, A.M., T.H. Falke, R.R. de Vries:Computed tomography in Whipple disease. J. Comput. assist. Tomogr. 7 (1983) 1101–1102

Roggini, M., M. Bonamico, P. Capocaccia, G. Pitzalis, J. Spadea, P. Falconieri: Radiological changes of the ileum in children with coeliac disease: is „intestinal adaptation" a specific radiographic sign? Riv. Europ. Sci. Med. Farmacol. 12 (1990) 159–164

Ross, C.B., W.O. Richards, K.W. Sharp, P.D. Bertram, P.W. Schaper: Diverticular disease of the jejunum and its complications. Amer. Surgn. 56 (1990) 319–324

Rubesin, S.E., H. Herlinger, S.H. Saul, K. Grumbach, I. Laufer, M.S. Levesine: Adult celiac disease and its complications. Radiographics 9 (1989) 1045–1065

Rubesin, S.E., R.A. Rubin, H. Herlinger: Small bowel malabsorption: clinical and radiologic perspectives. How we see it. Radiology 184 (1992) 297–305

Salomonowitz, E., G. Wittich, P. Hajek, H. Jantsch, H. Czembirek: Detection of intestinal diverticula by double contrast small bowel enema: differentiation from other intestinal diverticula. Gastrointest. Radiol. 8 (1983) 271–278

Scheib, J.S., R.J. Quinet: Whipple's disease with axial and peripheral joint destruction. S. med. J. 83 (1990) 684–687

Schwartz, M.Z., K. Maeda: Short bowel syndrome in infants and children. Pediat. clin. N. Amer. 32 (1985) 1265–1279

Smith, C., R.A. Kubicka, C.R. Thomas Jr.: Non-Hodgkin lymphoma of the gastrointestinal tract. Radiographiccs 12 (1992) 887–899

Tada, S., M. Iida, T. Matsui, T. Fuchigami, A. Iwashita, T. Yao, M. Fujishima: Amyloidosis of the small intestine: findings on double contrast radiographs. Amer. J. Roentgenol. 156 (1992) 741–744

Weizman, Z., D.A. Stringer, P.R. Durie: Radiologic manifestations of malabsorption: a nonspecific finding. Pediatrics 74 (1984) 530–533

4 Dünndarmtumoren

Einführung

Dünndarmtumoren sind selten, nur 0,5–6 % aller Tumoren des Gastrointestinaltrakts sind im Jejunum oder im Ileum lokalisiert. Die Mehrzahl von ihnen (ca. 60 %) sind maligne. Die Inzidenz der malignen Dünndarmneoplasien hat sich in den letzten Jahren nicht verändert (Tab. 4.1). Während *Adenokarzinome* häufiger im Jejunum als im Ileum vorkommen, sind *Karzinoide* und *Non-Hodgkin-Lymphome* überwiegend im Ileum lokalisiert. Von Dünndarmtumoren sind bevorzugt Patienten im Alter zwischen 50 und 60 Jahren betroffen, selten treten sie im Jugend- oder frühen Erwachsenenalter auf.

Vergleichbar mit der Adenom-Karzinom-Sequenz des kolorektalen Neoplasmas ist ein Malignisierungspotential auch bei den Dünndarmadenomen anzunehmen. Ein erhöhtes Risiko, an einem Dünndarmtumor zu erkranken, haben Patienten mit einer glutensensitiven Sprue.

Klinische oder radiologische Screeningverfahren für das Dünndarmkarzinom sind nicht etabliert. Ein positiver Hämoccult-Test sollte bei einem unauffälligen radiologischen oder endoskopischen Befund von Ösophagus, Magen und Kolon stets Anlaß zu einer Dünndarmuntersuchung sein.

Da der Dünndarminhalt flüssig ist, kommt es erst spät zu einer tumorbedingten Obstruktion mit klinischen Beschwerden. Die häufigsten *klinischen Symptome* bei einem Dünndarmtumor sind:

- Übelkeit und Erbrechen,
- Bauchschmerzen,
- Gewichtsverlust,
- Blutung,
- Anämie.

Diese Symptome sind deshalb meist Hinweise auf ein fortgeschrittenes Tumorstadium. Die symptomatische Behandlung mit peristaltikfördernden Medikamenten (z.B. Metoclopramid) verschafft eine subjektive Linderung und verzögert damit die weitere Diagnostik.

Die Prognose des malignen Dünndarmtumors ist deshalb trotz der Fortschritte in der bildgebenden Diagnostik weiterhin schlecht. Die 5-Jahres-Überlebensrate liegt unter 20 %. Mehrere Studien haben nachgewiesen, daß das Enteroklysma der fraktionierten Dünndarmpassage mit einer Sensitivität bis zu 95 % beim Nachweis eines Dünndarmtumors deutlich überlegen ist.

Tabelle 4.1 Durch maligne Neubildungen im Gastrointestinaltrakt verursachte Sterbefälle in den alten Bundesländern (Statistisches Bundesamt 1993)

	1968	1991
Ösophagus	2011	3168
Magen	25175	13401
Dünndarm (mit Duodenum)	316	253
Kolon	11574	17589

Primäre Dünndarmtumoren

Sie sind insgesamt selten, wobei benigne und maligne Raumforderungen etwa gleich häufig im Dünndarm vorkommen. Die Beschwerdesymptomatik ist unspezifisch (s. oben), so daß an das mögliche Vorliegen eines Dünndarmtumors meist erst nach unauffälligen radiologischen oder endoskopischen Befunden im Ösophagus, Magen und Kolon gedacht wird. Das Enteroklysma ist die sensitivste Untersuchungsmethode, um exophytisch-intraluminal wachsende Raumforderungen nachzuweisen.

Benigne Dünndarmtumoren

Innerhalb des großen Spektrums der unterschiedlichen benignen Dünndarmneoplasien sind *Adenome* und *Leiomyome* am häufigsten.

■ Adenomatöser Polyp

Die auch als Adenom bezeichnete Raumforderung ist gestielt oder sessil (Abb. 4.**1**) und besitzt keine bevorzugte Lokalisation. Ihr Anteil an den benignen Dünndarmtumoren liegt bei ca. 25 %. Entstehungsort ist die Schleimhaut. Liegen multiple Adenome vor, muß an ein Polyposesyndrom gedacht werden. Hierzu zählt das autosomal dominant erbliche *Peutz-Jeghers-Syndrom* mit hereditärer Polypose im Dünndarm, fakultativer Polypose im Kolon und im Magen sowie mukokutanen Pigmentablagerungen an den Lippen, im Mund und an den Händen und Füßen. Das häufigste Erstsymptom bei Dünndarmpolypen ist eine intestinale Blutung. Größere Polypen führen über eine Lumenobstruktion und/oder eine komplizierende Invagination zu ziehenden abdominalen Schmerzen.

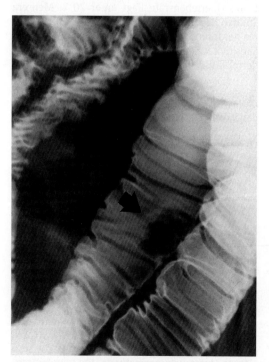

Abb. 4.**1** **Dünndarmadenom**. 32jähriger Patient ohne dünndarmtypische Beschwerden. Als Zufallsbefund zeigt sich ein 10x15 mm großer muköser Füllungsdefekt im proximalen Ileum (Pfeil). *Histologie*: Adenom.

Bei der Invagination läßt sich der Polyp als führender Teil an der Spitze der Invagination darstellen (Abb. 4.**2**).

In der Dünndarmdoppelkontrastuntersuchung stellt sich der Polyp als intraluminaler Füllungsdefekt dar, der je nach Größe, Oberflächenbeschaffenheit, vorhandenem oder fehlendem Stiel lagekonstant oder -variabel ist. Es handelt sich dabei häufig um einen Zufallsbefund. Eine Adenom-Karzinom-Sequenz wie bei den kolorektalen Karzinomen ist wahrscheinlich. Bei Adenomen unter 2 cm Durchmesser ist die Gefahr einer malignen Entartung gering.

Sonographisch und in der CT sind benigne Dünndarmtumoren nur selten zu finden, mehrheitlich handelt es sich um Zufallsbefunde. Insbesondere kleine benigne Raumforderungen entgehen regelmäßig dem sonographischen und häufig auch dem CT-Nachweis. Adenome lassen sich bei ausreichend gleichmäßiger oraler Dünndarmkontrastierung in der CT als intraluminale Füllungsdefekte darstellen. Bei adenombedingter Obstruktion findet sich oberhalb des weichteildichten Tumors eine Darmlumenerweiterung.

■ Leiomyome

Leiomyome finden sich zu 80 % im Jejunum und Ileum, die übrigen 20 % sind im Duodenum lokalisiert. Ihr Ursprungsort ist die Lamina muscularis propria, selten die Lamina muscularis mucosae. Submuköse Leiomyome führen bei entsprechender Größe zur Drucknekrose der sie bedeckenden Schleimhaut. Dies führt zu Ulzerationen und Blutungen.

In der Dünndarmdoppelkontrastuntersuchung ist das Leiomyom ein schleimhautbedeckter Füllungsdefekt, der das Lumen unterschiedlich deutlich einengt (Abb. 4.**3**). Da die subserösen Leiomyome das Darmlumen lange Zeit nicht obstruieren, entgehen sie oft dem Nachweis in der Bariumstudie. Sie bleiben damit häufig lange unentdeckt, bis eine palpable Masse oder die Blutungsquellensuche den Tumor aufdeckt. Erst diese großen Tumoren verursachen Zeichen der extramuralen Raumforderung. Hierzu zählen:

* Umfließungsphänomen,
* Verlagerung und Abknickung des Darms.

Leiomyome lassen sich angiographisch besonders während einer akuten Blutungsphase gut lokalisieren (Abb. 4.**3**). Aufgrund der störenden Überlagerung von kontrastmittelgefüllten Darmschlingen sollte die dazu erforderliche selektive Mesenteri-

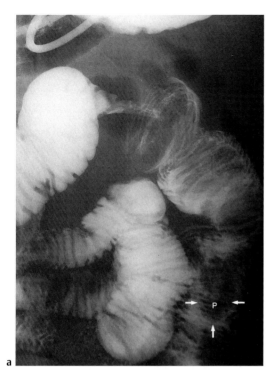

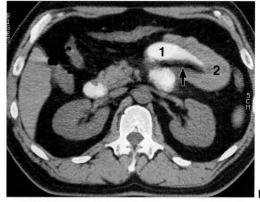

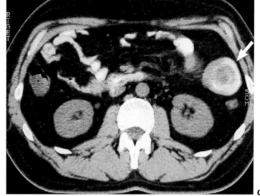

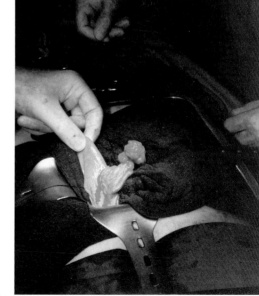

Abb. 4.2 a–d Gestielter Polyp mit Invagination.
35jähriger Patient mit intestinalem Blutverlust und postprandial auftretendem ziehenden Flankenschmerz links:
a Polyp (Pfeile) im proximalen Jejunum mit vorgeschal-
tetem Invaginat. Schnabelförmig zugespitztes und prästenotisch dilatiertes Dünndarmsegment (Invaginans),
das in das Invaginat eintaucht.
b Invaginans (1) und Invaginat (2) mit invaginiertem
mesenterialen Fett (Pfeil).
c Zwiebelschaliger Aufbau des transversal getroffenen
Invaginats (Pfeil).
d Operativer Situs nach Lösung der Invagination.
Histologie: Hamartom vom Peutz-Jeghers-Typ.

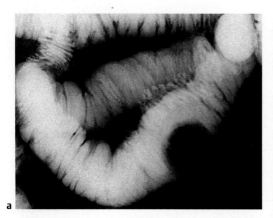

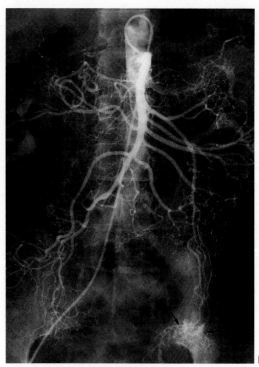

Abb. 4.**3 a, b Leiomyom**. 80jähriger Patient mit intestinalem Blutverlust:
a Sellink-Untersuchung mit 20 x 30 mm großem submukösem Füllungsdefekt ohne Schleimhautdestruktion im proximalen Ileum. Erhaltene Beweglichkeit und Dehnbarkeit des Darms.
b Selektive Mesenterikographie mit erweiterten Arterien und früher venöser Drainage (Pfeile) im Bereich des Leiomyoms.

kographie vor dem Enteroklysma und der CT durchgeführt werden. Angiographisch zeigen Leiomyome:

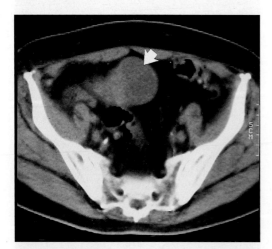

Abb. 4.**4 Leiomyom**. 42jähriger Patient mit rezidivierenden abdominalen Schmerzen. Glatt berandete, zentral hypodense Raumforderung (Pfeil) im mittleren Unterbauch. Der Tumor geht von der Darmwand aus und ist exzentrisch gelegen.

- erweiterte zuführende Mesenterialarterien,
- venöse Kontrastmittelpools,
- Verlagerung von normalen Gefäßen im Myom,
- frühe venöse Drainage.

Leiomyome imponieren computertomographisch als rundliche, weichteildichte Raumforderungen, die von der Darmwand ausgehen (Abb. 4.**4**). Bei den subserösen Leiomyomen ist der größte Anteil des Tumors extraluminal gelegen. Insbesondere große Leiomyome neigen zur zentralen Nekrotisierung. Dabei zeigen sich in der kontrastverstärkten CT *landkartenartige Areale* mit verminderter Dichte, die nekrotische Bezirke darstellen. Während bei Adenomen die Oberfläche häufig leicht gelappt ist, sind Leiomyome eher rundlich konfiguriert und glatt berandet. Eine sichere Differenzierung zwischen diesen beiden benignen Dünndarmtumoren ist computertomographisch jedoch nicht möglich.

■ Lipome

Lipome entstehen innerhalb des submukösen Fettgewebes der Darmwand, sie liegen meist im distalen Ileum und selten im Duodenum. Im Enteroklysma führen sie zu einer intraluminalen Kontrastmittelaussparung, wobei sie entsprechend ihrer fettigen Zusammensetzung unter dosierter

Kompression verformbar und leicht lagevariabel sind. Computertomographisch sind die gelegentlich multipel auftretenden Lipome durch ihre niedrigen fettäquivalenten Dichtewerte (–80 bis –120 HE [Hounsfield-Einheiten]) relativ sicher zu diagnostizieren.

■ **Mesenterialzysten**

Mesentialzysten sind selten und finden sich meist bei Kindern oder jungen Erwachsenen. Während große Zysten als abdominale Tumoren tastbar sind, werden kleine eher zufällig bei der Sonographie oder der CT des Abdomens entdeckt. Die häufigste CT-Manifestation ist die einer glatt berandeten Raumforderung im Mesenterium mit wasseräquivalenten Dichtewerten (Abb. 4.**5**).

■ **Andere benigne Dünndarmtumoren**

Hierbei handelt es sich u.a. um *Hämangiome, Lymphangiome, neurogene Tumoren* (Neurinome, Neurofibrome, Gangliogliome), *Fibrome* und *entzündliche fibromatöse Polypen*. Diese Tumoren sind insgesamt selten und unterscheiden sich in ihrer klinischen Bedeutung nicht von anderen benignen Raumforderungen des Dünndarms. Eine Abgrenzung von den oben genannten Adenomen und Leiomyomen ist radiologisch nicht möglich (Abb. 4.**6**).

Maligne Dünndarmtumoren

Unter den insgesamt sehr seltenen malignen Dünndarmtumoren dominieren die *Lymphome*. *Karzinome* und *Karzinoide* sind deutlich seltener.

■ **Adenokarzinome**

Nur 0,5–0,7 % der Adenokarzinome des Gastrointestinaltrakts sind im Dünndarm lokalisiert. Ihre Mortalität ist nach Angaben des statistischen Bundesamts seit Jahren unverändert (Tab. 4.**1**). Aufgrund der unspezifischen klinischen Beschwerden beträgt das Zeitintervall zwischen ersten Beschwerden und der Diagnosestellung bis zu 9 Monaten. Es werden dann meist fortgeschrittene Krankheitsstadien (T3 und T4) diagnostiziert. Die 5-Jahres-Überlebensrate liegt unter 20 %.

Röntgendiagnostik. Adenokarzinome sind zumeist im Duodenum oder Jejunum lokalisiert. Es ist deshalb bei der Sellink-Untersuchung unbedingt erforderlich, das deszendierende und horizontale Duodenum nach Zurückziehen der Sonde und erneuter Bariumgabe sorgfältig darzustellen.

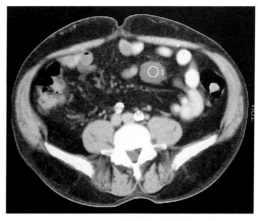

Abb. 4.**5** **Mesenterialzyste.** Zufallsbefund bei einer 25jährigen Patientin. Rundliche, glatt berandete Raumforderung im mesenterialen Fettgewebe. Wasseräquivalente Dichtewerte (2 ± 7 HE).

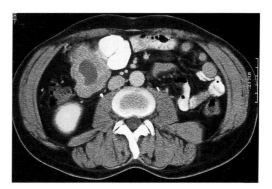

Abb. 4.**6** **Neurinom.** 41jähriger Patient mit bekannter Neurofibromatose (Morbus Recklinghausen). Paraintestinaler Tumor im rechten Mittelbauch mit scharfer Außenkontur und zentraler Nekrose. Histologisch reichte das Neurinom bis unmittelbar an die Lamina muscularis mucosae.

In der Dünndarmdoppelkontrastuntersuchung zeigen Adenokarzinome die gleichen radiologischen Merkmale wie maligne Tumoren an anderen Lokalisationen im Gastrointestinaltrakt (Abb. 4.**7**–4.**12**):

- polypöse Raumforderung mit entsprechender intraluminaler Kontrastmittelaussparung,
- irreguläre, gezähnelte Tumoroberfläche, z.T. mit Ulzerationen,
- verdickte, knotig torquierte oder verstrichene Kerckring-Falten,
- zirkuläre Stenose mit prästenotischer Darmdilatation.

Eine extraluminale Tumorkomponente wird im Enteroklysma erst erkannt, wenn das Karzinom durch seine Größe zur Verlagerung und Pelottierung von benachbarten Darmschlingen geführt hat. Hier ergeben sich Vorteile für die Sonographie und die CT.

Sonographisch finden sich häufig oberhalb des Tumors erweiterte, flüssigkeitsgefüllte Darmschlingen. Anfänglich ist die Peristaltik lebhaft,

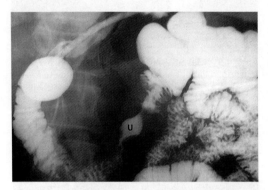

Abb. 4.7 Adenokarzinom im Duodenum. 44jährige Patientin mit rezidivierenden Blutungen im oberen Gastrointestinaltrakt.
Enteroklysma: 6 cm lange Tumorstenose mit zentraler Ulzeration im aszendierenden Duodenum.
Histologie: Adenokarzinom (pT4N2Mx).
Inoperabilität wegen Tumorinfiltration in die Mesenterialwurzel. Der Fall illustriert die Notwendigkeit, das Duodenum bei der Untersuchung mit darzustellen. Wiederholte Endoskopien waren negativ.
U Ulzeration

erst bei hochgradigen Stenosen kommt es zum Erlahmen der Darmmotilität mit dem Bild eines paralytischen Ileus. Das Dünndarmkarzinom manifestiert sich als echoarme, inhomogene, der Darmwand zuzuordnende Raumforderung. Bei einem mehr zirkulären Tumorwachstum findet sich das Bild einer exzentrischen Dünndarmkokarde mit Lumeneinengung.

Die Indikation zur CT ergibt sich für das Adenokarzinom aus der präoperativen Frage nach der Tumorausdehnung. Typischerweise läßt sich oralwärts des Tumors eine Darmlumenerweiterung nachweisen. Bei sehr proximal im Jejunum oder im Duodenum gelegenen Karzinomen kann auch eine Magenerweiterung vorliegen (Abb. 4.**13**). Der Tumor selbst ist computertomographisch durch eine asymmetrische Wandverdickung zu erkennen, wobei das Lumen an dieser Stelle eingeengt ist. In der CT kann eine Stadieneinteilung gelingen, wenn das Karzinom in einer geeigneten Schnittebene dargestellt ist. Streifige Tumorausläufer in das umgebende mesenteriale Fettgewebe weisen auf ein organüberschreitendes Wachstum hin. Der Tumor hat dann die Tunica serosa durchbrochen und infiltriert das umgebende Gewebe (Abb. 4.**14**). Bei derart fortgeschrittenen Dünndarmkarzinomen finden sich in der CT und sonographisch meist zusätzliche Lymphknotenmetastasen, wobei zunächst die mesenterialen, später die retroperitonealen Lymphknoten befallen werden. Fernmetastasen sind aufgrund der venösen Drainage in den Pfortaderkreislauf hauptsächlich in der Leber zu finden. Seltener kommt es zu Lungen- oder Hirnmetastasen.

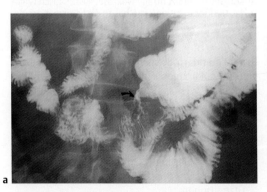

a

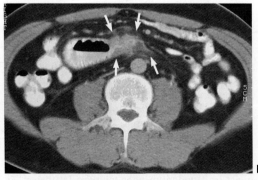

b

Abb. 4.8 a–c Adenokarzinom pT3N2Mx. 43jähriger Patient mit dyspeptischen Beschwerden mit anfänglicher Besserung unter symptomatischer Therapie mit Metoclopramid:

a Kurzstreckige, knotige Stenose im Jejunum mit prästenotischer Dilatation (Pfeil).
b CT: Unscharfe Tumorgrenzen (Pfeile) gegenüber dem mesenterialen Fettgewebe als Hinweis auf das T3-Stadium.

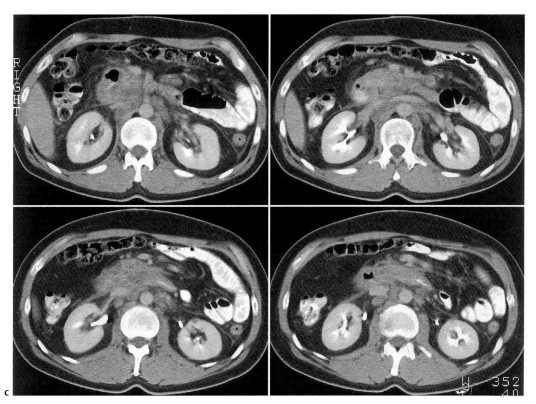

c

Abb. 4.**8c** 12 Monate nach Primärdiagnostik (präfinal): Ausgedehnte retroperitoneale Lymphknotenmetastasierung, tumorbedingte Duodenalummauerung.

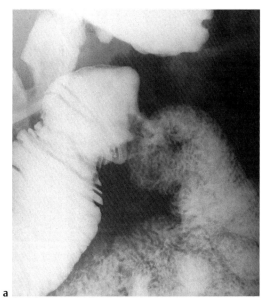

a

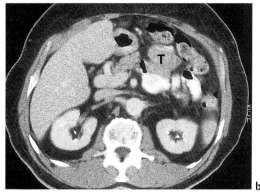

b

Abb. 4.**9 a, b Hochsitzendes Adenokarzinom**. 72jähriger Patient mit unstillbarem Erbrechen:
a Sellink-Untersuchung mit kurzstreckiger, hochgradiger Tumorstenose an der Flexura duodenojejunalis, prästenotische Duodenaldilatation.
b CT: Darstellung der großen extraluminalen Tumorkomponente.
T Tumor

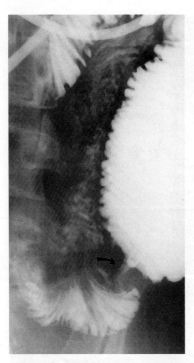

Als Nachsorgeuntersuchung wird ein Enteroklysma nur eingesetzt, wenn erneut Obstruktionssymptome auftreten aus denen sich der Verdacht auf eine erneute seröse oder murale Tumormanifestation ergibt. Die Anastomose an der Stelle des Primärtumors stellt sich dabei meist unauffällig dar. Wichtig ist die regelmäßige Nachsorge mit der Sonographie und/oder der CT. Der besondere Wert dieser Verfahren liegt im Nachweis von frühen lokoregionären Rezidiven die, da sie meist im Mesenterium gelegen sind, erst sehr spät zu einer erneuten Lumenobstruktion führen. Gleichzeitig erfolgt die Suche nach evtl. Lymphknoten- und Fernmetastasen.

Abb. 4.**10** **Adenokarzinom**. 24jährige Patientin mit Erbrechen. Ausgeprägte prästenotische Dilatation bei karzinombedingter Stenose im oberen Jejunum (Pfeil).

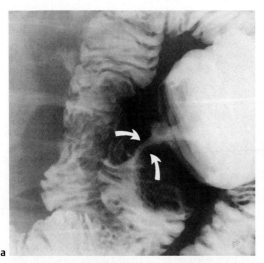

a

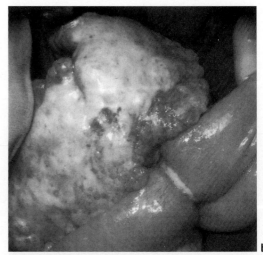

b

Abb. 4.**11 a, b** **Adenokarzinom**. 56jährige Patientin mit Anämie und Subileus:
a Annuläre Stenose im mittleren Jejunum mit prästenotischer Dilatation (Pfeil).

b Operationssitus: Tumoröser Schnürring mit großem, extraluminalem Tumoranteil.

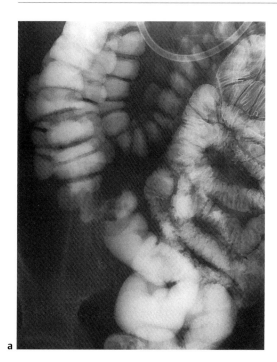

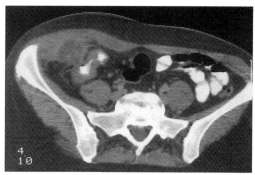

Abb. 4.**12 a, b** **Adenokarzinom im terminalen Ileum**.
46jährige Patientin mit rechtsseitigen Unterbauchschmerzen:
a Irreguläre Enge der Ileozäkalregion, absolute Wandstarre.
b Exzentrisch verdickte Darmwand im rechten Unterbauch. Aufgrund der hypodensen Nachbarstrukturen mit Verdickung der angrenzenden Bauchwandmuskulatur zunächst Fehldeutung als Crohn-Abszeß.
Histologie: Adenokarzinom des terminalen Ileums mit Infiltration des Zäkalpols und der Bauchwand.

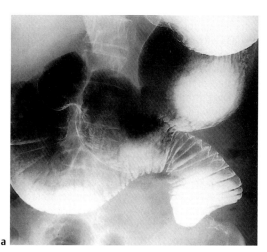

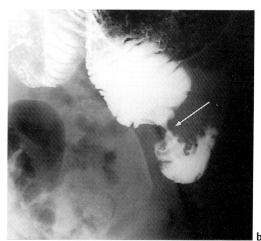

Abb. 4.**13 a–d** **Hochsitzendes Adenokarzinom:**
a, b Zielaufnahmen nach oraler Gastrografingabe (p.-a. und Schrägprojektion) zeigen die Dilatation von Magen und Duodenum. Tumorbedingte, höchstgradige Stenose im oberen Jejunum (Pfeil).

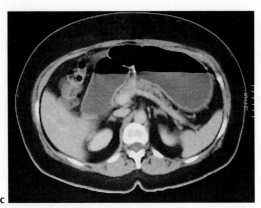

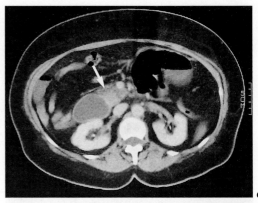

c   d

Abb. 4.**13 c, d** CT: Dilatation von Magen und Duodenum, kontrastmittelanreichernder Tumor mit Umgebungsinfiltration (Pfeil).

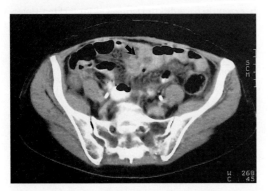

Abb. 4.**14   Fortgeschrittenes Dünndarmkarzinom.** 72jährige Patientin mit Tumorkachexie. Der überwiegend extraluminal wachsende Tumor (Pfeil) hat zu einer diffusen Mesenterialinfiltration geführt.

Tabelle 4.**2**   Lokalisation gastrointestinaler Karzinoide

Lokalisation	Angaben in %
Magen	5 %
Duodenum	5 %
Jejunum/Ileum	20 %
Appendix	50 %
Kolon/Rektum	15 %

■ Karzinoide

Diese Tumoren kommen überall dort vor, wo neuroendokrine Zellen gefunden werden. Schwerpunkt ist der Magen-Darm-Trakt, aber auch das Bronchialsystem (Tab. 4.**2**). Die Karzinoide entstehen typischerweise submukös, später dringen sie in die Lamina muscularis propria ein und metastasieren zunächst lymphogen. Insbesondere bei Dünndarmkarzinoiden sind diese Metastasen oft größer als der Primärtumor. Im weiteren Verlauf kommt es zur hämatogenen Metastasierung in die Leber. Der Altersgipfel der Karzinoide liegt in der 6. Lebensdekade. Bevorzugte Lokalisation ist das Ileum. Karzinoide der Appendix finden sich dagegen eher im jungen Erwachsenenalter, häufig handelt es sich um einen Zufallsbefund im Rahmen einer Appendektomie. Appendixkarzinoide metastasieren nicht, so daß der Patient durch die Appendektomie geheilt ist.

Die Besonderheit der Karzinoidzellen liegt in ihrer Fähigkeit, Vorläufer der Amine zu decarboxylieren und so biogene Amine zu bilden. Sie produzieren damit u.a. spezifische Hormone wie das Serotonin. Die vermehrte Serotoninproduktion bleibt asymptomatisch, da das Hormon in der Leber abgebaut wird. Erst die Lebermetastasierung führt zu einer erhöhten Abgabe von Serotonin in den großen Kreislauf und damit zum charakteristischen Karzinoidsyndrom (Tab. 4.**3**), an dessen Entstehung weitere Substanzen (Bradykinin, Histamin, Prostaglandine) beteiligt sind.

Röntgendiagnostik. Häufig liegt der Primärtumor selbst im Stadium der hepatogenen Metasta-

Tabelle 4.**3** Karzinoidsyndrom. Wirkung von Serotonin und verwandten Substanzen

Mesenterium	Haut	Herz	Gefäße	Lunge	Gastrointestinal-trakt
Kinking des Darms durch Fibrose (desmoplastische Reaktion)	Flush	Endokardfibrose, Trikuspidal- und Pulmonalstenose oder -insuffizienz	Sklerose und Elastose von Tunica intima und Tunica adventitia; Arterienstenose, Venenverschluß im Mesenterium, lokale Ileumischämie	Zyanose, Bronchospasmus, Asthma	intermittierende Diarrhö, Koliken

sierung noch im Schleimhautniveau. In der Sellink-Untersuchung entgeht dann das Karzinoid meist dem Nachweis. Gelegentlich beobachtet man ein Verstreichen der Kerckring-Falten aufgrund einer fokalen Wandverdickung. Eine verdickte Darmwand kann dabei auch Ausdruck einer örtlichen Ischämie sein. Nur selten verursachen ein oder mehrere polypöse Schleimhauttumoren einen eindeutigen tumorbedingten Füllungsdefekt (Abb. 4.**15**). Teilweise läßt sich ein atypischer Darmschlingenverlauf mit einer Abknickung durch die desmoplastische Reaktion des Mesenteriums nachweisen (Abb. 4.**16** u. 4.**17**). Bei ausgeprägter Darmverziehung entstehen Ileusbilder mit stark erweiterten und flüssigkeitsgefüllten Schlingen. Bei diesen Patienten gelingt die Abgrenzung des Primärtumors nur selten.

Angiographisch findet sich eine örtlich begrenzte Torsion und Retraktion der mesenterialen Gefäße. Im Gegensatz zum Dünndarmkarzinom und zu Gefäßmißbildungen sieht man keine Neovaskularisation, keine frühe Venendrainage und keinen Tumor-Flush. Die serotonininduzierte Elastose in der Tunica intima und der Tunica adventitia verursacht glatte Arterienstenosen (Abb. 4.**18**).

Die sonographische Diagnostik beschränkt sich beim Karzinoidpatienten meist auf den Nachweis der Lebermetastasen. Primärtumor und mesenteriale Metastasierung lassen sich nur in Ausnahmefällen erkennen.

Die Mehrzahl der Patienten mit einem Dünndarmkarzinoid werden der CT-Diagnostik erst beim Vorliegen der charakteristischen Flushsym-

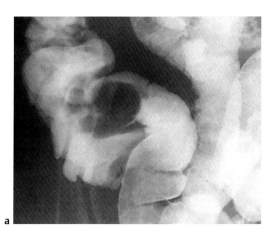

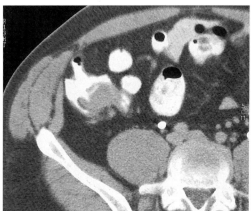

a

b

Abb. 4.**15 a, b** **Karzinoid**. 53jähriger Patient mit unklaren abdominalen Mißempfindungen:
a Polypöser Füllungsdefekt (3 cm Durchmesser) in der Ileozäkalregion.

b CT: Glatt begrenzter, intraluminal wachsender Tumor ohne Infiltration des umgebenden mesenterialen Fettgewebes. Primär Verdachtsdiagnose eines adenomatösen Dünndarmpolypen.
Histologie: Karzinoid.

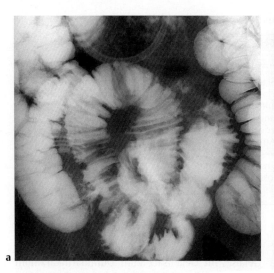

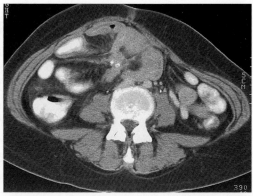

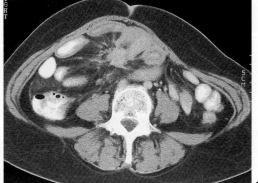

Abb. 4.**16 a–c** **Dünndarmkarzinoid**. 46jährige Patientin, Gewichtsverlust und Diarrhö seit 2 Jahren:
a Fixierte Dünndarmschlingen im rechten Unterbauch mit torquiertem Verlauf, verdickten Falten und Kaliberschwankungen.
b, c Mesenteriale Karzinoidmetastasen mit verzogenen, wandverdickten Dünndarmschlingen, Verkalkungen und radiären Ausläufern in das angrenzende Fettgewebe (Radspeichenphänomen).

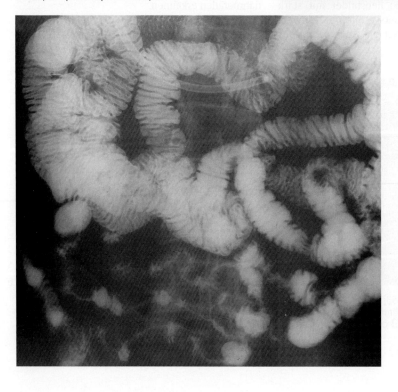

Abb. 4.**17** **Langstreckiges Karzinoid**. 42jähriger Patient mit Diarrhö. Langstreckige, tumorbedingte segmentale Kontraktionen des Ileums (mit freundlicher Genehmigung von Prof. Pfeifer, Universität München).

ptomatik zugeführt. Zu diesem Zeitpunkt finden sich in der Leber bereits Metastasen. Der eigentliche Primärtumor ist häufig klein. Solange er auf die Darmwand begrenzt ist, entgeht er dem CT-Nachweis. Eine Infiltration der Tunica serosa und die Metastasierung in mesenteriale Lymphknoten führt zur computertomographisch sichtbaren weichteildichten Raumforderung (Abb. 4.**19**).

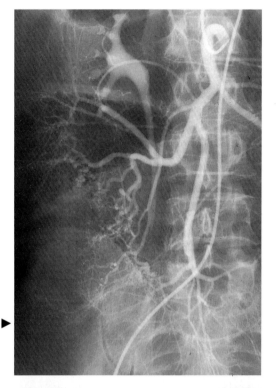

Abb. 4.**18 Dünndarmkarzinoid**. 62jähriger Patient ▶ mit wechselnden Subileuszuständen, im Enteroklysma nachgewiesene Tumorobstruktion im Ileum. Obere Mesenterikographie: Korkenzieherarterien in der Peripherie der A. iliocolica. Operativ gesichertes Karzinoid.

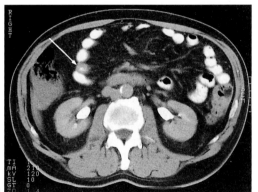

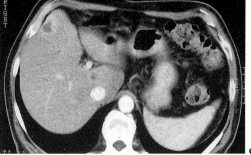

Abb. 4.**19 a–c Metastasierendes Dünndarmkarzinoid**. 68jähriger Patient mit Flushsymptomatik:
a Umschriebene, primärtumorbedingte Dünndarmwandverdickung (Pfeil).
b Lymphogene Metastasierung im Mesenterium mit sternförmiger Infiltration des Fettgewebes.
c Leberfilia mit randständigem Enhancement.

Primärtumor und Lymphknotenmetastasen weisen vielfach Verkalkungen auf. Die im Rahmen der lokalen Serotoninfreisetzung auftretende desmoplastische Reaktion führt zur Fibrosierung des mesenterialen Bindegewebes mit streifigen Verdichtungen und sternförmigen Verziehungen in der Umgebung der mesenterialen Lymphknotenmetastasen (Abb. 4.**20**). Die Größe der mesenterialen Metastasen übertrifft in der Regel die des Primärtumors. Beim Nachweis der typischen radiären Ausläufer spricht man vom sog. *Radspeichenphänomen* (Abb. 4.**19** u. 4.**20**). Sind die benachbarten Darmschlingen verzogen und adhärent, entstehen konglomeratähnliche Formationen. Differentialdiagnostisch ist an ein Dünndarmkarzinom mit mesenterialer Metastasierung und an den Morbus Crohn mit einem entzündlichen Konglomerattumor zu denken. Die Lebermetastasen zeigen nach

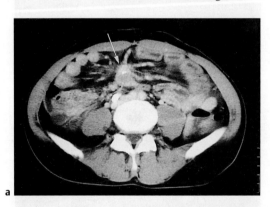

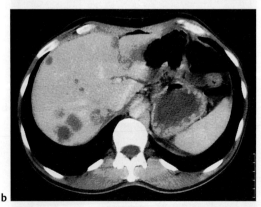

Abb. 4.**20 a, b Metastasierendes Dünndarmkarzinoid**. 42jähriger Patient mit Flushsymptomatik:
a Wandverdickte Dünndarmschlingen im linken Mittelbauch, Metastasierung in das mesenteriale Fettgewebe mit zentral verkalktem, sternförmig ausgezogenem Weichteiltumor (Pfeil).
b Diffuse Lebermetastasierung.

Kontrastmittelgabe meist ein randständig betontes Enhancement. Aufgrund der gleichzeitigen Darstellung von Dünndarm, Mesenterium und Leber ist die CT das bevorzugte Untersuchungsverfahren bei postoperativen Kontrollen und bei Verlaufsbeobachtungen während der symptomatischen Therapie mit dem Serotoninantagonisten Methysergid.

■ **Leiomyosarkome**

Die maligne Variante des Leiomyoms wird Leiomyosarkom genannt. Die Unterscheidung zwischen den aus glatten Muskelzellen aufgebauten Tumorformen ist selbst histologisch schwierig. Das Sarkom weist meist eine solitäre Tumorläsion im Jejunum (80 %) oder Ileum (20 %) auf. Aufgrund der extraluminalen Wuchsrichtung ist die Dünndarmschleimhaut meist intakt, so daß erst große Tumoren symptomatisch werden.

Röntgendiagnostik. In der Sellink-Untersuchung findet sich meist eine Verdrängung von Darmschlingen mit einem *Umfließungsphänomen* (Abb. 4.**21**). Erst spät wachsen die Sarkome lumenwärts in die Schleimhaut ein und verursachen Stenosen, Wandunregelmäßigkeiten und Blutungen.

Sonographisch lassen sich große Leiomyosarkome als wulstige, darmbezogene Tumoren nachweisen. Zentrale Nekrosen führen zu echoarmen bis echofreien Zonen innerhalb der Raumforderung.

Die CT-Differenzierung zwischen Leiomyosarkomen und Leiomyomen ist nur teilweise möglich. Beide neigen zu zentralen Ulzerationen und zum exophytischen Wachstum mit großen extraluminalen Tumoranteilen (Abb. 4.**22**). Das Ausmaß der zentralen Nekrosen mit häufig nachweisbaren Lufteinschlüssen ist beim Sarkom jedoch ausgeprägter als beim Leiomyom. Malignitätshinweisende CT-Zeichen sind ein infiltratives Wachstum in das Mesenterium und der Nachweis von Lebermetastasen. Typisch für die Leiomyosarkome des Gastrointestinaltrakts ist eine intraperitoneale Aussaat mit Ausbildung von zahlreichen Tumorknoten (Abb. 4.**23**). Eine lymphogene Aussaat ist dagegen untypisch für das Leiomyosarkom und erlaubt damit eine Abgrenzung gegenüber den Adenokarzinomen.

Sehr selten sind undifferenzierte, vom Dünndarm ausgehende Sarkome. So konnte im eigenen Krankengut 1 Patient mit einem Rezidiv eines primär vom Jejunum ausgehenden, undifferenzierten, mesenchymalen Tumors beobachtet werden. Neben einem Tumorprogreß und einer diffu-

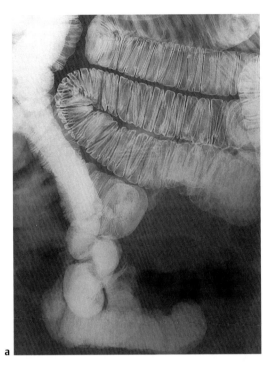

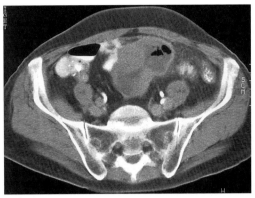

Abb. 4.**21 a, b Leiomyosarkom des Dünndarms**. 67jähriger Patient mit Gewichtsverlust und Schwäche:
a Normaler Dünndarm umfließt einen leeren Raum im linken Unterbauch.
b Große, überwiegend extraluminal wachsende Tumormasse mit inhomogenem Gewebsmuster und Lufteinschlüssen in den nekrotischen Tumoranteilen.

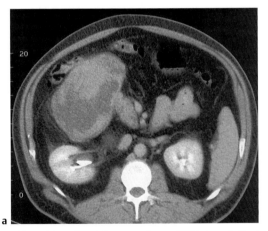

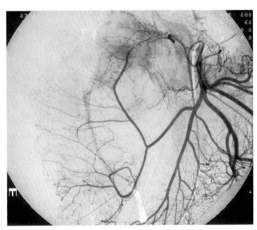

Abb. 4.**22 a, b Leiomyosarkom**. 52jähriger Patient mit Gewichtsverlust und Druckgefühl im rechten Oberbauch:
a Große, darmassoziierte Tumormasse mit zentraler Nekrose. Keine Malignitätszeichen bei fehlender Umgebungsinfiltration.

b Pathologische Vaskularisation mit Kontrastierung von Tumorgefäßen (Pfeil) in der oberen Mesenterikographie. Operativ gesicherte Diagnose.

sen peritonealen Aussaat kam es bei der Verlaufskontrolle über 6 Wochen zu einer rasch fortschreitenden Lebermetastasierung (Abb. 4.**24**).

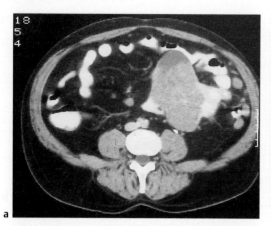

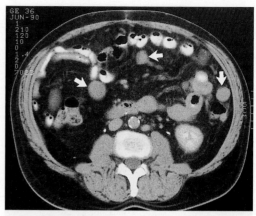

Abb. 4.23 a, b Peritoneale Metastasierung bei Dünndarmleiomyosarkom. 52jähriger Patient:
a Erstdiagnose mit ausgedehntem, überwiegend extraluminal wachsendem, inhomogen kontrastiertem Primärtumor.

b Kontrolluntersuchung 1 Jahr nach operativer Tumorentfernung. Darstellung von multiplen peritonealen Tumorknoten (Pfeile).

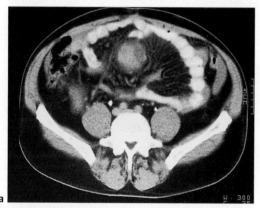

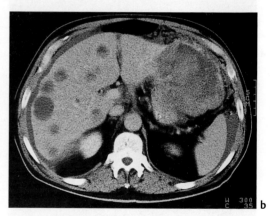

Abb. 4.24 a, b   Undifferenziertes Dünndarmsarkom. 43jähriger Patient mit Tumorkachexie:
a Tumoröse Raumforderung im mesenterialen Fettgewebe.

b Diffuse Lebermetastasierung, Aszites.

■ Kaposi-Sarkome

Diese neoplastische Wucherung aus endothelartigen Zellen beginnt meist mit der Ausbildung von Tumorherden in der Haut. In einem Teil der Fälle kommt es später zu einer Beteiligung der Schleimhäute, der Lymphknoten und schließlich auch der inneren Organe. Ein Kaposi-Sarkom des Gastrointestinaltrakts ist ausschließlich bei immunkompromittierten Patienten und hier fast nur bei Patienten mit AIDS zu finden. Besonders prädisponiert sind homosexuelle Patienten mit AIDS. Innerhalb des Gastrointestinaltrakts nimmt die Häufigkeit des Kaposi-Sarkoms von oral nach aboral ab.

Pathohistologisch finden sich multiple, submuköse Knötchen in einer Größe von 1–2 cm.

Röntgendiagnostik. Die kleinen submukösen Knötchen führen in der Sellink-Untersuchung zu diskreten, polypösen Kontrastmittelaussparungen, wobei die Schleimhautfalten dabei erhalten bleiben. In der CT und in der Sonographie lassen sich allenfalls diskrete Darmwandverdickungen nachweisen (Abb. 4.25). Als Komplikationen beim Kaposi-Sarkom des Intestinums wurden intramurale Hämorrhagien und in Einzelfällen auch Invaginationen beschrieben.

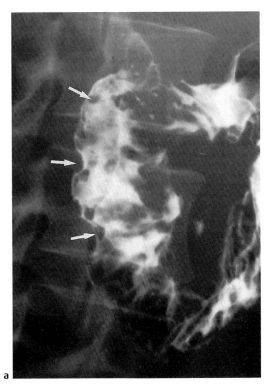

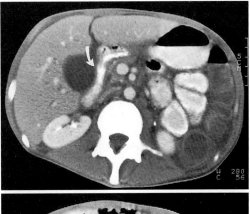

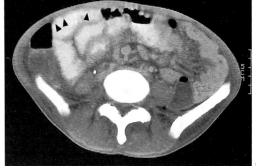

a

b

c

Abb. 4.**25 a–c Kaposi-Sarkom des Dünndarms**. 32jähriger, HIV-infizierter Patient im Stadium AIDS: **a** Zielaufnahme des Duodenums mit Abbildung zahlreicher nodulärer Kontrastmittelausparungen (Pfeile).

b, c In der CT keine erkennbare Duodenalwandverdickung (gebogener Pfeil), mäßig dilatierte Dünndarmschlingen mit diskreter Wandunregelmäßigkeit (Pfeilspitzen). Autoptisch zeigte sich im gesamten Dünndarm ein diffuser Schleimhautbefall durch das Kaposi-Sarkom.

■ Lymphome

Die primären Lymphome des Gastrointestinaltrakts sind meist im Magen lokalisiert, der Dünndarm ist die zweithäufigste Lokalisation. Während eine Dünndarmbeteiligung beim Morbus Hodgkin sehr selten ist, muß bei einem Non-Hodgkin-Lymphom in bis zu 10 % der Fälle mit einem Dünndarmbefall gerechnet werden. Unter Beachtung immunhistochemischer und histopathologischer Befunde erfolgt die Einteilung der Non-Hodgkin-Lymphome des Dünndarms heute in:

- niedrig- bis hochmaligne B-Zell-Lymphome des MALT, die de novo im sonst normalen Darm entstehen,
- T-Zell-Lymphome, die mit vorangehenden Immunopathien und sie begleitenden Schleimhautveränderungen im Zusammenhang stehen (enteropathieassoziierte T-Zell-Lymphome).

Diese extranodalen Non-Hodgkin-Lymphome zeigen am Dünndarm ein uneinheitliches Befallsmuster. Durch eine sorgfältige Untersuchungstechnik müssen die Fragen nach Ausdehnung, Morphologie und Multiplizität der Läsionen beantwortet werden. Eine Klassifikation auf der Basis von Röntgenbefunden allein ist nicht möglich.

Röntgendiagnostik. Unterschieden wird zwischen lokalisierten und diffusen Formen einer intestinalen Lymphommanifestation, die häufigste Lokalisation ist das distale Ileum. *Lokalisierte Formen* können in der Sellink-Untersuchung sämtliche Merkmale einer malignen Dünndarmläsion aufweisen:

- Wandstarre,
- Schleimhautdestruktion,
- polypöser Füllungsdefekt mit oder ohne Ulzeration,

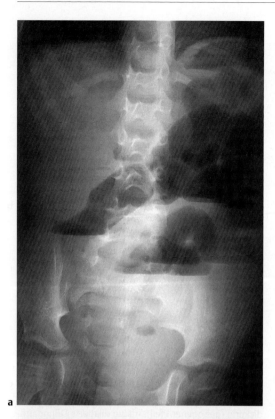

a

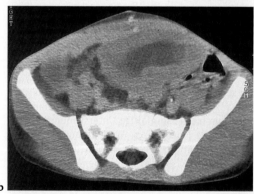

b

Abb. 4.26 a, b Lokalisierter Dünndarmbefall bei hochmalignem Non-Hodgkin-Lymphom. 5jähriger Junge mit Ileussymptomen und palpablem Unterbauchtumor:
a Abdomenübersichtsaufnahme im Stehen mit Spiegelbildungen im Dünndarm als Ileuszeichen.
b CT-Nachweis der zentral nekrotisierenden Tumormasse im Unterbauch.
Histologie: Primär vom Dünndarm ausgehendes zentroblastisches Lymphom.

- Stenosen unterschiedlicher Längsausdehnung,
- prästenotische Darmdilatationen.

Ulzerierte Formen besitzen teilweise eine große extraluminale Tumorkomponente mit Verdrängung der benachbarten Schlingen. Diese Befunde sind dann besser mit der Sonographie oder der CT zu erkennen (Abb. 4.**26**). Bei den Patienten ist die Abgrenzung gegenüber ulzerierten Leiomyomen oder Leiomyosarkomen schwierig.

Diffuse Formen ahmen vielfach benigne Darmerkrankungen nach, da sie primär zu einer relativ gleichmäßigen Faltenverdickung führen (Abb. 4.**27** u. 4.**28**). Der lymphombefallene Darm enthält viel Flüssigkeit, so daß ein schlechter Kontrastbeschlag resultiert. Der betroffene Darmabschnitt ist wandverdickt mit einer entsprechenden Stenosierung. Als weitere Folge der Wandverdickung kommt es zur Schlingenseparation. Dabei wechseln sich stenosierte und dilatierte Segmente ab. Die Kerckring-Falten sind bei unregelmäßigem Abstand geschwollen oder verstrichen.

Ein mikronoduläres Schleimhautmuster im terminalen Ileum ist auf geschwollene Peyer-Plaques zurückzuführen und stellt zunächst besonders bei Kindern und Jugendlichen einen Normalbefund dar. Der Nachweis dieser mikronodulär veränderten Schleimhaut in einem umschriebenen Dünndarmareal kann jedoch ein Lymphom anzeigen (Abb. 4.**29**). Dieser meist sehr diskrete Röntgenbefund findet sich gehäuft beim Mittelmeertyp des B-Zell-Lymphoms im terminalen Ileum. Vergleichsweise selten finden sich multiple lymphombedingte Füllungsdefekte im gesamten Dünndarm (Abb. 4.**30**).

Sekundäre Lymphome betreffen den Dünndarm durch ein infiltratives Wachstum, das von befallenen retroperitonealen oder mesenterialen Lymphknoten ausgeht. Die mesenteriale Tumormasse kann über eine Lymphominfiltration des autonomen Nervenplexus und der Lamina muscularis propria zu einer segmentalen Dilatation des assoziierten Ileums führen (Abb. 4.**31**).

Bei Patienten mit AIDS sind extranodale Manifestationen eines Non-Hodgkin-Lymphoms besonders häufig, zu über 50 % ist dabei der Magen-Darm-Trakt und hier insbesondere der Dünndarm beteiligt. Röntgenmorphologisch sind diese Tumoren durch eine fokale oder diffuse Wandverdickung gekennzeichnet, die in der Bariumstudie und in der CT zirkumferentiell oder exzentrisch ausgebildet sein kann. Neben exkavierten Tumormassen im ilealen Mesenterium wurden auch In-

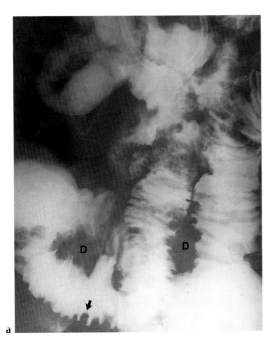

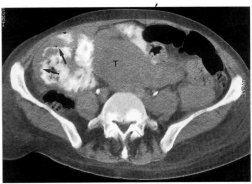

Abb. 4.**27 a, b** **Diffuser Dünndarmbefall bei hochmalignem Non-Hodgkin-Lymphom**. 54jährige Patientin mit rezidivierenden Infekten und Antikörpermangelsyndrom, erniedrigte IgG-, IgA- und IgM-Spiegel:
a Lymphombedingte Faltenverdickung (Pfeil), Schlingendistanzierung und Kaliberschwankungen im distalen Ileum.
b Diffuse Wandverdickung durch das Lymphom (Pfeile), retroperitoneale Lymphknotenmasse
D Schlingendistanzierung
T Lymphknotenmasse

vaginationen beobachtet. Differentialdiagnostisch kommen entzündliche Dünndarmaffektionen durch Mykobakterien oder Zytomegalieviren in Betracht, die sich bei dieser Patientengruppe ebenfalls häufig finden.

CT und Sonographie sind die Standarduntersuchungsverfahren zum Nachweis von pathologisch vergrößerten intraabdominalen Lymphknoten bei Patienten mit einem Hodgkin- oder Non-Hodgkin-Lymphom. Die CT-Morphologie einer Dünndarmbeteiligung hängt von der Art des Befalls ab. Infiltrative, vom lymphatischen Gewebe des Dünndarms ausgehende Formen führen zu einer deutlichen Wandverdickung, die meist leicht asymmetrisch und knotig imponiert (Abb. 4.**32** u. 4.**33**). Sonographisch dominiert bei Dünndarmlymphomen die zirkuläre Wandverdickung mit Kokardenaspekt der betroffenen Schlinge. Seltener findet sich ein sektorieller oder nodulärer Darmwandbefall, wobei die lymphominfiltrierten Areale echoarm imponieren. Große Tumorformationen mit infiltrierendem, exophytischen Wachstum und fehlender Darstellbarkeit des Darmlumens können mit Abszeßformationen verwechselt werden. Begleitende ulzerierende Schleimhautläsionen lassen sich computertomographisch und sonographisch nur selten nachweisen. In der CT weisen Lufteinschlüsse innerhalb von lymphombedingten Wandverdickungen auf größere Schleimhautulzeratio-

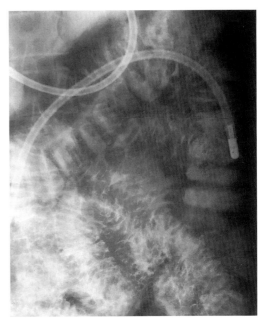

Abb. 4.**28** **Diffuse Lymphommanifestation im Dünndarm**. 27jährige Patientin mit chronischer Diarrhö und Malabsorptionssyndrom, klinisch zunächst als Morbus Crohn gedeutet. Ausgeprägte Schleimhautfaltenschwellung, hypersekretionsbedingt schlechte Kontrastmittelhaftung. Bioptisch gesichertes zentroblastisch-zentrozystisches Lymphom mit diffuser Dünndarmmanifestation.

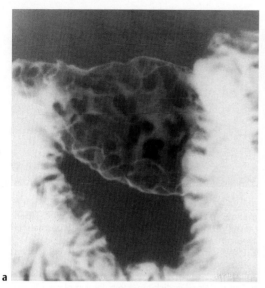

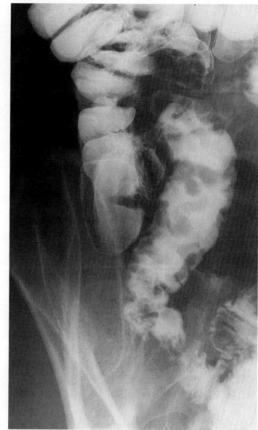

Abb. 4.**29 a, b** **Non-Hodgkin-Lymphom**. 50jähriger Patient mit allgemeinen Tumorzeichen. Knotige, submuköse Infiltrate führen zu multiplen rundlichen Kontrastmittelaussparungen im Bulbus duodeni und terminalen Ileum.

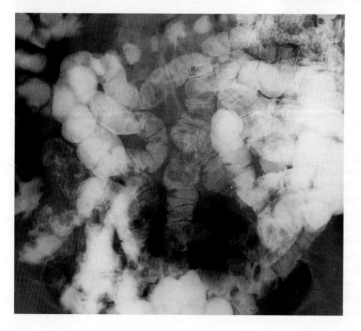

Abb. 4.**30** **MALT-Lymphom**. 65jähriger Patient. Die multiplen lymphombedingten polypösen Füllungsdefekte finden sich ohne bevorzugte Lokalisation im gesamten Dünndarm.
Postoperative Histologie: Lymphoplasmozytoides Immunozytom des gesamten Gastrointestinaltrakts.

nen hin. Der Darmwandbefall im Rahmen eines Lymphoms kann eine Invagination induzieren. Richtungweisend für die Diagnose der Invagination ist der CT-Nachweis einer Doppelkokardenstruktur (Abb. 4.**34**). Bei ausgedehnter Lymphom-

manifestation der Darmwand und Infiltration der Nervenplexus läßt sich neben der Darmwandverdickung die resultierende Lumendilatation mit den Schnittbildverfahren nachweisen (Abb. 4.**35**).

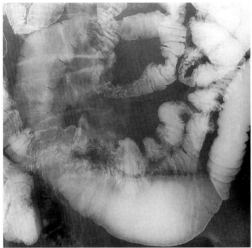
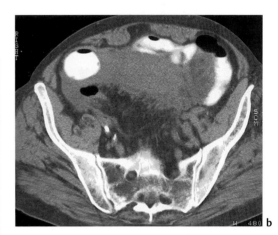

Abb. 4.**31 a, b** **Niedrigmalignes Non-Hodgkin-Lymphom mit Makroglobulinämie (Morbus Waldenström)**. 77jähriger Patient:
a Segmentale Dünndarmdilatation einer distalen Ile-

umschlinge, glatte Wandkonturen, unauffälliges Faltenrelief.
b Mesenterialer Weichteiltumor in Kontinuität zum Darm.

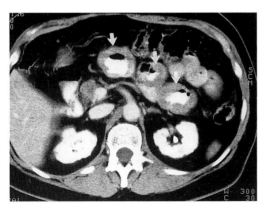
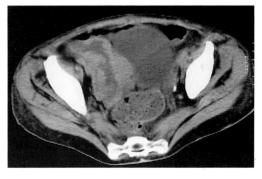

Abb. 4.**32** **Jejunumbeteiligung bei Non-Hodgkin-Lymphom**. Langstreckige, asymmetrisch konfigurierte, knotige Wandverdickungen von Jejunumschlingen (Pfeile).

Abb. 4.**33** **Non-Hodgkin-Lymphom des distalen Ileums**. 45jähriger Patient. Ausgeprägte asymmetrische Wandverdickung einer vermehrt flüssigkeitsgefüllten Ileumschlinge im kleinen Becken. Tumorbedingte Pelottierung der Harnblase.

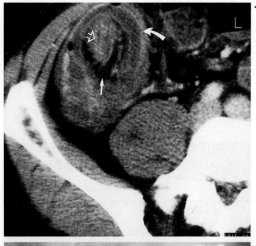

Abb. 4.**34 Lymphombedingte ileozäkale Invagination**. Mesenteriales Fettgewebe (Pfeil) umgibt die invaginierte Dünndarmschlinge (offener Pfeil), die innerhalb des wandverdickten Zäkums (gebogener Pfeil) lokalisiert ist. Operativ fand sich ein lokalisierter Non-Hodgkin-Lymphom-Befall der Darmwand.

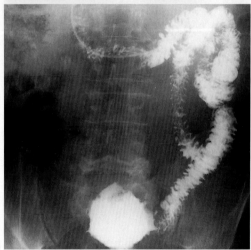

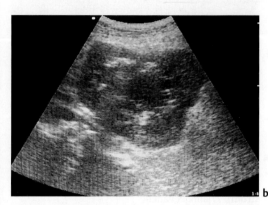

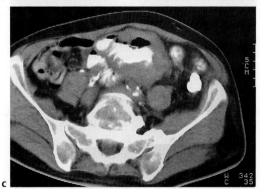

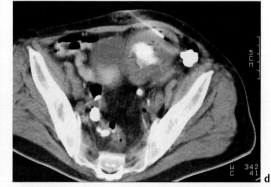

Abb. 4.**35 a–d Non-Hodgkin-Lymphom des unteren Jejunums**. 72jähriger Patient mit Gewichtsabnahme und Makrogobulinämie:
a Passagerer Kontrastmittelstopp in einem dilatierten Jejunalsegment.
b Sonographischer Nachweis einer wandverdickten Dünndarmschlinge mit weitem, flüssigkeitsgefülltem Darmlumen.
c Bestätigung des Befunds in der CT, das erweiterte Lumen ist durch oral gegebenes Gastrografin markiert.
d CT-gesteuerte Punktion, histologische Sicherung des jejunalen Lymphombefalls.

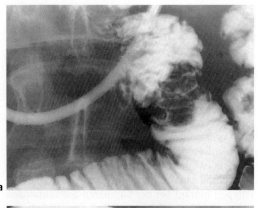

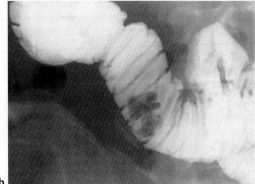

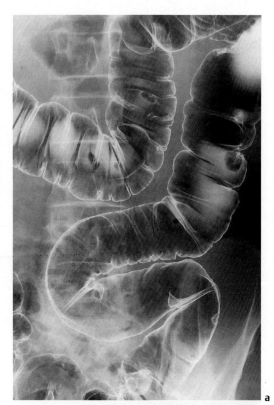

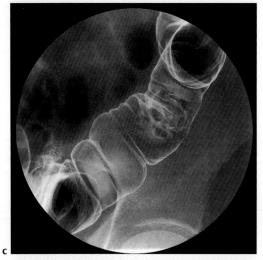

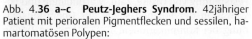

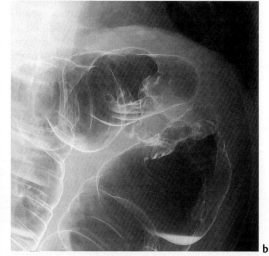

Abb. 4.**36 a–c Peutz-Jeghers Syndrom**. 42jähriger Patient mit perioralen Pigmentflecken und sessilen, hamartomatösen Polypen:
a Jejunum.
b Ileum.
c Colon descendens.

Abb. 4.**37 a, b Polyposis coli, Adenom-Karzinom-Sequenz**. 57jähriger Patient:
a Multiple, teils gestielte, teils sessile Dickdarmpolypen.
b Zirkulär stenosierendes Kolonkarzinom an der linken Flexur.

Sekundäre Dünndarmtumoren

Innerhalb des Gastrointestinaltrakts ist der Dünndarm das bevorzugte Zielorgan einer Metastasierung. Dünndarmmetastasen sind häufiger als Dünndarmkarzinome. Zwischen folgenden Metastasierungsformen wird unterschieden:

- hämatogen,
- lymphogen, per continuitatem,
- peritoneal.

Die Mehrzahl der hämatogenen Metastasen stammt von Melanomen. Als weitere Primärtumoren sind Karzinome der Lunge, der Nieren, des Uterus, des Ovars und der Mamma zu nennen. Solitäre Metastasen lassen sich in der Sellink-Untersuchung nicht von einem primären Dünndarmtumor unterscheiden. Der Befund einer multiplen Metastasierung ist dagegen meist eindeutig. Hier finden sich zahlreiche, metastasenbedingte Kontrastmittelaussparungen (Abb. 4.**38**). Kleine Metastasen in der Submukosa des Dünndarms lassen sich in der Sonographie und der CT nicht nachweisen. Größere Filia führen zu intramuralen Tumorknoten. Bei der Diagnostik von Tumorabsiedlungen im Dünndarmmesenterium ist die CT der konventionellen Röntgendiagnostik überlegen. Insbesondere die beim malignen Melanom auftretenden kleinen, hämatogen entstandenen Filia lassen sich damit gut innerhalb des mesenterialen Fettgewebes darstellen (Abb. 4.**39**). Größere Melanommetastasen neigen zu Einblutungen mit inhomogenen Dichtewerten innerhalb der Raumforderung (Abb. 4.**40**).

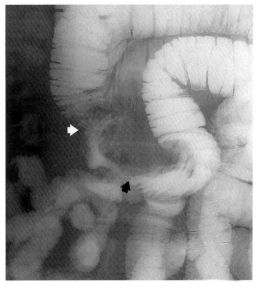

Abb. 4.**38 Submuköse Dünndarmmetastasen bei malignem Melanom**. 54jähriger Patient. Zirkuläre Stenosierung eines mittleren Dünndarmsegments mit Faltenauslöschung (Pfeile), prästenotische Darmerweiterung. Operative Sicherung der submukösen Metastasierung.

Melanommetastasen im Dünndarm können Auslöser einer Darminvagination sein.

Die häufigsten aus der Nachbarschaft auf den Dünndarm übergreifenden Tumoren, die damit zu einer lymphogen-per continuitatem erfolgenden

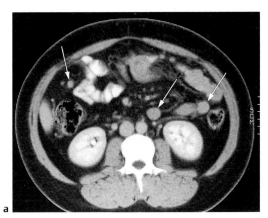

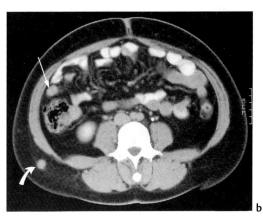

a

b

Abb. 4.**39 a, b Melanommetastasen**. 45jährige Patientin mit malignem Melanom. Multiple kontrastmittelanreichernde Metastasen finden sich im mesenterialen Fettgewebe (Pfeile), isolierte Absiedlung in der Subkutis (gebogener Pfeil).

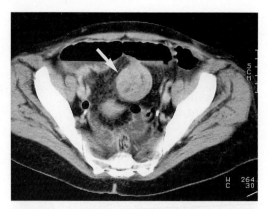

Abb. 4.**40** **Eingeblutete Melanommetastase**. 52jährige Patientin. Isolierte, im mesenterialen Fettgewebe gelegene Metastase (Pfeil) mit inhomogener Dichte als Folge einer vorangegangenen Metastaseneinblutung.

Metastasierung führen, sind Kolon-, Magen, Pankreas- und Ovarialkarzinome. In der Sellink-Untersuchung zeigt sich eine tumorbedingte, wandständige Kontrastmittelaussparung oder eine Dünndarmummauerung mit prästenotischer Darmdilatation (Abb. 4.**41**–4.**43**). Der Befund ist damit zunächst nicht von dem eines primären Dünndarmmalignoms zu unterscheiden. Erst Sonographie und CT zeigen das Ausmaß des extraintestinalen Tumorwachstums und führen unter Berücksichtigung der meist bekannten Tumoranamnese zur korrekten Diagnose. Im Einzelfall ist die Unterscheidung zwischen Narbe, Bride und Rezidiv nicht immer möglich.

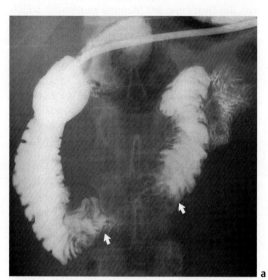

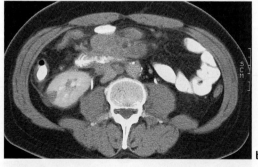

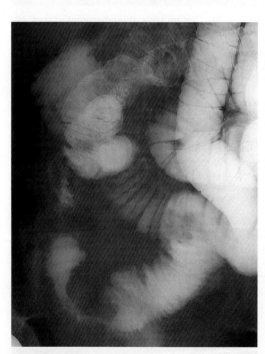

Abb. 4.**41** **Dünndarminfiltration bei Ovarialkarzinomrezidiv**. 47jährige Patientin mit operativer Entfernung eines rechtsseitigen Ovarialkarzinoms mit anschließender Radiatio. Neu aufgetretener Subileus. Zirkuläre Stenose mit Schleimhautdestruktion im präterminalen Ileum bei direkter Tumorinvasion durch das Ovarialkarzinomrezidiv. Operative Befundsicherung.

Abb. 4.**42 a,b** **Duodenalinfiltration bei mesenterial metastasierendem Kolonkarzinom**. 56jähriger Patient mit T4N2M1-Karzinom des Zäkums:
a Intubationshindernis im aszendierenden Duodenum durch Tumorinfiltration (Pfeile).
b Metastatische periduodenale Weichteilmasse.

Zur Peritonealkarzinose mit Dünndarmbeteiligung neigen Ovarial-, Magen- und Mammakarzinome. Die Diagnose ist mit der Kontrastmittelstudie des Dünndarms schwierig zu stellen, da die Schleimhaut intakt bleibt. Die Infiltration von Tunica serosa und die Beteiligung des Mesenteriums führt zu polypösen Kontrastmittelaussparungen, einer Verziehung oder Auslöschung der Kerckring-Falten und zu einem Kinking der Dünndarmschlingen (Abb. 4.**44** u. 4.**45**). Differentialdiagnostisch ist insbesondere an das Karzinoid zu denken.

Bei kleinen Metastasen kann der sonographische oder CT-Nachweis von Aszites der einzige Hinweis auf eine intraperitoneale Metastasierung sein. Bei mittelgradiger Aszitesmenge lassen sich peritoneale Absiedlungen in der CT etwa ab 1 cm Größe erkennen. Typischerweise zeigen sich knotige Verdickungen des parietalen Peritoneums in der Nachbarschaft zur Bauchwand (Abb. 4.**46**). Als weiterer CT-morphologischer Hinweis auf eine Peritonealkarzinose gelten plattenförmige Verdickungen des Omentum majus (*omental cake*). Aufgrund der tumorösen Durchsetzung des Netzes weist dieses eine feinnoduläre Struktur auf (Abb. 4.**47**). Gußartige Tumorauflagerungen am viszeralen Peritonealüberzug der Darmschlingen führen zu Wandverdickungen. Daneben lassen sich häufig zusätzliche Adhäsionen von Darmschlingen nachweisen. Gelegentlich findet sich als CT-Zeichen eine retikuläre Verdickung des mesenterialen Fettgewebes, die durch eine Infiltration mit weichteildichtem, kontrastmittelaufnehmendem Tumorgewebe bedingt ist. Als seltene Differentialdiagnose zur Peritonealkarzinose ist an ein malignes peritoneales Mesotheliom zu denken (Abb. 4.**48**).

Sonographisch ist der Nachweis einer Peritonealkarzinose schwieriger als in der CT. Als häufigster, allerdings unspezifischer Befund läßt sich Aszites nachweisen. Peritoneale Metastasen im Bereich des parietalen Peritoneums führen zu knotigen Verdickungen, die insbesondere bei gleichzeitig vorliegendem Aszites sonographisch darstellbar sind. Tumorknoten im viszeralen Peritoneum von Darmschlingen manifestieren sich als rundliche Auflagerungen, die selten und meist nur bei frei im Aszites schwimmenden Darmschlingen verifizierbar sind.

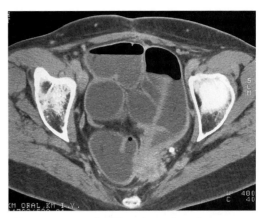

Abb. 4.**43 Dünndarmileus bei Rektumkarzinomrezidiv.** 63jährige Patientin mit einem vor 2 Jahren operierten Rektumkarzinom, Dünndarmileus. Tumorrezidiv im kleinen Becken mit Dünndarminfiltration und obstruktionsbedingt erweiterten, flüssigkeitsgefüllten Dünndarmschlingen.

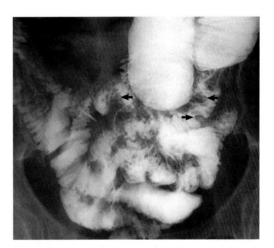

Abb. 4.**44 Peritonealkarzinose bei Ovarialkarzinom.** 42jährige Patientin mit metastasierendem Ovarialkarzinom. Metastasen im viszeralen Peritoneum des Dünndarms führen zu polypösen Füllungsdefekten (Pfeile) mit mäßiger Einengung des Dünndarmlumens von außen.

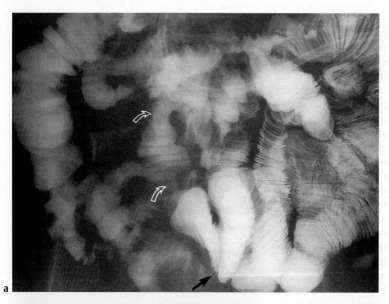

a

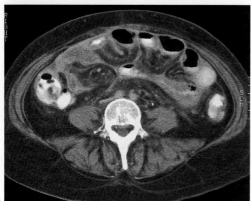

b

Abb. 4.**45 a, b** **Peritonealkarzinose bei Mammakarzinom**. 52jährige Patientin mit Zustand nach bilateraler Ablatio mammae vor 7 Jahren:
a Tumorinfiltration mit Auslöschung des Faltenreliefs (offene Pfeile) und Knickbildung des Dünndarms (Pfeil).
b Diffuse Peritonealkarzinose.

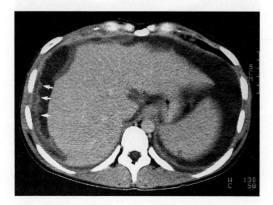

Abb. 4.**46** **Peritonealkarzinose bei Ovarialkarzinom**. 64jährige Patientin. Knotige Verdickung des parietalen Peritoneums (Pfeile), Aszites.

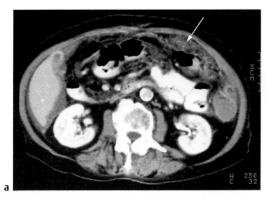

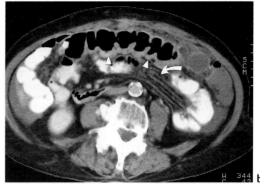

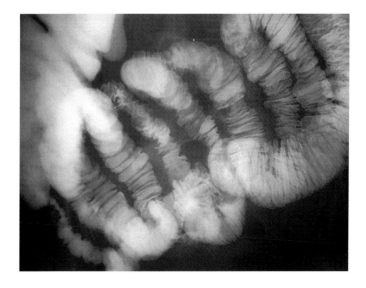

Abb. 4.47 a–c   Peritonealkarzinose bei Ovarialkarzinom. 78jährige Patientin mit metastasierendem Ovarialkarzinom:
a Plattenförmige Verdickung des Omentum majus, *Omental cake* (Pfeil).
b Gußartige Tumorauflagerungen auf Dickdarmschlingen (Pfeilspitzen).
c Retikuläre Verdickung des mesenterialen Fettgewebes (gebogener Pfeil).

Abb. 4.48 a, b   Peritoneales Mesotheliom. 57jähriger Patient mit malignem Aszites:
a Deutliche Schlingenseparation und Darmpelottierung mit Verdacht auf ein extraluminales Tumorwachstum.

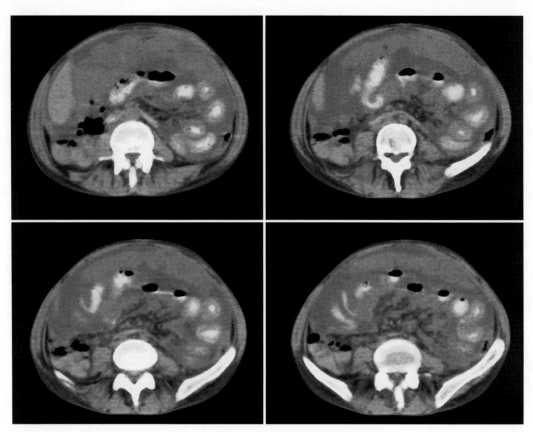

Abb. 4.**48 b** Ausgedehnte Tumormassen im großen Netz, Aszites. Operative Sicherung der Diagnose.

Prädisponierende Konditionen

Patienten mit chronisch entzündlichen Darmerkrankungen wie dem Morbus Crohn und der Colitis ulcerosa neigen zu einer vermehrten Entwicklung von Adenokarzinomen. Das Crohn-Karzinom des Dünndarms ist jedoch deutlich seltener als ein Adenokarzinom des Kolons bei Colitis ulcerosa. Die Prognose eines Crohn-Karzinoms ist schlechter als die eines Adenokarzinoms bei nicht entzündlich verändertem Darm. Seine Diagnose ist schwierig, da sich in der Sellink-Untersuchung eher mittelstreckige Stenosen als tumortypische Füllungsdefekte finden. Ein Vorsorgeprotokoll zur Frühentdeckung des Crohn-Karzinoms, vergleichbar mit den Empfehlungen zur Kolonuntersuchung von

Patienten mit einer Colitis ulcerosa, gibt es nicht. Eine Prädisposition zur Entstehung von Dünndarmkarzinomen weisen einige der oben genannten Polyposesyndrome auf.

Bei Patienten mit glutensensitiver Enteropathie kommt es zum gehäuften Auftreten von T-Zell-Lymphomen. Verdächtig sind hier insbesondere Patienten, die bei verläßlich eingehaltener glutenfreier Diät ein Rezidiv des Malabsorptionssyndroms mit Diarrhö und Gewichtsabnahme aufweisen. Als weitere Komplikation bei der Sprue finden sich Adenokarzinome im Gastrointestinaltrakt.

Literatur

Bach, D.B., M.F. Levin, A.D. Vellet, D.B. Downey, et al.: CT findings in patients with small-bowel transplants. Amer. J. Roentgenol. 159 (1992) 311–315

Balthazar, E.J.: Carcinoid tumors of the alimentary tract. I. Radiographic diagnosis. Gastrointest. Radiol. 3 (1978) 47–56

Bessette J.R., D.D.T. Maglinte, E.M. Kelvin, St. M. Chernish: Primary malignant tumors in the small bowel: a comparison of the small bowel enema and conventional follow-through examination. Amer. J. Roentgenol. 153 (1989) 741–744

Bozkurt, T., B. Butsch, P. Schmiegelow, G. Lux: Sonographische Darstellung mesenchymaler Dünndarmtumoren in der Diagnostik von unklaren, gastrointestinalen Blutungen. Ultraschall in Med. 14 (1993) 264–268

Bozkurt, T., F. Richter, G. Lux: Ultrasonography as a primary diagnostic tool in patients with inflammatory disease and tumors of the small intestine and large bowel. J. clin. Ultrasound 22 (1994) 85–91

Buck, J.L., R.K. Harned, J.E. Lichtenstein, L.H. Sobin: Peutz-Jeghers syndrome. Radiographics 12 (1992) 365–378

Buckley, J.A., B. Jones, E.K. Fishman: Small bowel cancer. Imaging features and staging. Radiol. Clin. N. Amer. 35 (1997) 381–402

Ceulemans, R., R. Oyen, Y. Franssens, E. Ponette: Intestinal submucosal metastases from breast cancer. J. belge. Radiol. 77 (1994) 209

Chott, A., B. Dragosics, T. Radaszkiewicz: Peripheral T-cell lymphomas of the intestine. Amer. J. Pathol. 141 (1992) 1361–1371

Ciresi, D.L., D.J. Scholten: The continuing clinical dilemma of primary tumors of the small intestine. Amer. Surgn. 61 (1995) 689–702 u. 702–703

Demirbas, A., Z.V. Kaynaroglu, C. Daphan, I. Sayek: Leiomyomas of the small bowel: a rare cause of massive and recurrent gastrointestinal bleeding. Case report. Hepatogastroenterology 41 (1994) 589–590

Desai, D.C., K.F. Neale, I.C. Talbot, S.V. Hodgson, R.K.S. Phillips: Juvenile Polyposis. Brit. J. Surg. 82 (1995) 14–17

Domizio, P., R.A. Owen, N.A. Shepard, I.C. Talbot, A.J. Norton: Primary lymphoma of the small intestine: clinicopathological study of 119 cases. Amer. J. Surg. Pathol. 189 (1993) 429–442

Dudiak, K.M., C.D. Johnson, D.H. Stephens: Primary tumors of the small intestine: CT evaluation. Amer. J. Roentgenol. 152 (1989) 995–998

Fishman, E.K., J.E. Kihlmann, R.J: Jones: CT of lymphoma: spectrum of disease. Radiographics 11 (1991) 647–669

Forstner, R., H. Hricak, K.A. Occhipinti, C.B. Powell, S.D. Frankel, J.L. Stern: Ovarian cancer: staging with CT and MR imaging. Radiology 197 (1995) 619–626

Görg, Ch.: Sonographische Erscheinungsformen gastrointestinaler Lymphome. Medizin im Bild 1 (1994) 25–34

Gourtsoyiannis, N.C., D. Bays, N. Papaioannou, J. Theotokas, G. Barouxis, T. Karabelas: Benign tumors of the small intestine: preoperative evaluation with a barium infusion technique. Europ. J. Radiol. 16 (1993) 115–125

Greget, M., F. Veillon, C. Meyer, J. Tongio, M. Imler: Tumeur desmoide dans le cadre du syndrome de Gardner. A propos d'un cas evalue en echographie, TDM et IRM. J. Radiol. 75 (1994) 199–202

Gupta, R.K., D. Kenwright, J.P. Keating, A.G. al-Ansari: Test and teach. Number Seventy-six. Diagnosis: Pseudomyxoma peritonei arising from appendical cystadenocarcinoma. Pathology 26 (1994) 285, 343–344

Gupta, A.K., M. Berry, D.K. Mitra: Gastrointestinal smooth muscle tumors in children: report of three cases. Pediat. Radiol. 24 (1994) 498–499

Hamrick-Turner, J.E., M.V. Chiechi, P.R. Ros: Neoplastic and inflammatroy processes of the peritoneum, omentum, and mesentery: diagnosis with CT. Radiographics 12 (1992) 1051–1068

Harned, R.K., J.L. Buck, K.M: Shekitka: Inflammatory fibroid polyps of the gastrointestinal tract: radiologic evaluation. Radiology 182 (1992) 863–866

Iida, M., H. Suekane, S. Tada, A. Iwashita, et al.: Double-contrast radiographic features in primary small intestinal lymphoma of the „western" type: correlation with pathological findings. Clin. Radiol. 44 (1991) 322–326

Jain, R., S. Shawney, M. Berry: Mesenteric plexiform neurofibroma: computed tomography appearance. Austr. Radiol. 40 (1996) 158–159

Kawashima, A., E.K. Fishman, J.E. Kihlman, L.M. Schuchter: CT of malignant melanoma: patterns of small bowel and mesenteric involvement. J. Comput. assist. Tomogr. 15 (1991) 570–574

Kinkhabwasa, M., E.J. Balthazar: Carcinoid tumors of the alimentary tract. II. Angiographic diagnosis of small intestinal and colonic lesions. Gastrointest. Radiol. 3 (1978) 57–61

Laurent, F., M. Raynaud, J.M. Biset, M. Boisserie-Lacroix, P. Grelet, J. Drouillard: Diagnosis and categorization of small bowel neoplasmas: role of computed tomography. Gastrointest. Radiol. 16 (1991) 115–119

Laurent, F., J. Drouillard, R. Lecesne, J.N. Bruneton: CT of small-bowel neoplasmas. Semin. Ultrasound 16 (1995) 102–111

Levine, M.S., A.H. Drooz, H. Herlinger: Annular malignancies of the small bowel. Gastrointest. Radiol. 12 (1987) 53–58

Maglinte, D.D.T., K. O'Connor, J.R. Bessette: The role of the physician in the late diagnosis of primary malignant tumors of the small intestine. Amer. J. Gastroenterol. 86 (1991) 304–308

Maglinte, D.D.T., F.M. Kelvin, K. O'Connor, J.C. Lappas, S.M. Chernish: Current status of small bowel radiography. Abdom. Imag. 21 (1996) 247–257

Mitchell, J.J., E.S. Williams, L.D. Leffall Jr.: Primary malignant small bowel tumors: an atypical abdominal emergency. J. nat. med. Ass. 87 (1995) 276–279

Moch, A., H. Herlinger, M.L. Kochman, M.S. Levine, S.E. Rubesin, I. Laufer: Enteroclysis in the evaluation of obscure gastrointestinal bleeding. Amer. J. Roentgenol. 163 (1994) 1381–1384

Nyberg, D.A., R.B. Jeffrey, M.P. Federle, K. Bottles, D.I. Abrams: AIDS-related lymphomas: evaluation by abdominal CT. Radiology 159 (1986) 59–63

Oliphant, M., A.S. Berne, M.A. Meyers: Spread of disease via the subperitoneal space: the small bowel mesentery. Abdom. Imag. 18 (1993) 109–116

Radin, D.R., J.A. Esplin, A.M. Levine, P.W. Ralls: AIDS-related Non-Hodgkin's lymphoma: abdominal CT findings in 112 patients. Amer. J. Roentgenol. 160 (1993) 1133–1139

Rinderknecht, B.P., P. Nussberger: Das intestinale Leiomyom. Kasuistik und Diskussion der schwierigen Dignitätsbestimmung. Schweiz. Rsch. Med. Prax. 81 (1992) 1262–1264

Rioux, M., P. Langis, F. Naud: Sonographic appearance of primary small bowel carcinoid tumor. Abdom. Imag. 20 (1995) 37–43

Rubesin, S.E., A.M. Gilchrist, M. Bronner, S.H. Saul, et al.: Non-Hodgkin lymphoma of the small intestine. Radiographics 10 (1990) 985–998

Seigel, R.S., L.R. Kuhns, G.S. Borlaza, T.L. McCormick, J.L. Simmons: Computed tomography and angiography in ileal carcinoid tumor and retractile mesenteritis. Radiology 134 (1980) 437–440

Siegel, M.J., S.J. Evans, D.M. Balfe: Small bowel disease in children: diagnosis with CT. Radiology 169 (1998) 127–130

Sugimoto, E. L.E. Lorelius, B. Eriksson, K. Oberg: Midgut carcinoid tumours. CT appearance. Acta radiol. 36 (1995) 367–371

Tamm, E.P., E.K. Fishman: CT appearance of acute abdomen as initial presentation in lymphoma of the large and small bowel. Clin. Imag. 20 (1996) 21–25

Tarraza, H.M., W.G. Smith, C.O. Granai, M. DeCain, M.A. Jones: Leiomyosarcoma of the small intestine presenting as a pelvic mass: four cases. Gynecol. Oncol. 41 (1991) 167–171

Thelen, M., A. Leicher-Düber, K. Schayan, F. Schweden: Bildgebende Diagnostik der Peritonealkarzinose. Fortschr. Röntgenstr. 152 (1990) 654–661

Valls, C., C. Sancho, J. Bechini, J. Dominguez, X. Montana: Intestinal leiomyomas: angiographic imaging. Gastrointest. Radiol. 17 (1992) 220–222

Villalba, C., J.R. Varela, F. Pombo: Small-bowel leiomyosarcoma mimicking urachal carcinoma: CT findings. Amer. J. Roentgenol. 160 (1993) 1149

Wall, S.D., S. Ominsky, D.F. Altman, C.L. Perkins, et al.: Multifocal abnormalities of the gastrointestinal tract in AIDS. Amer. J. Roentgenol. 146 (1986) 1–5

Wide, J.M., C.F. Loughran, B.S. Shoker: Crohn's disease, calculi and cancer: a report of two cases. Clin. Radiol. 51 (1996) 651–653

Woodard, P.K., J.M. Fledman, S.S. Paine, M.E. Baker: Midgut carcinoid tumors: CT findings and biochemical profiles. J. Comput. assist. Tomogr. 19 (1995) 400–445

5 Entzündungskrankheiten

Einführung

Die häufigsten entzündlichen Dünndarmerkrankungen sind *harmlose Enteritiden*. Sie erfordern keine spezielle Diagnostik und heilen unter symptomatischer Therapie meist rasch aus. Daneben existieren eine Reihe ernstzunehmender *entzündlicher Intestinalerkrankungen*, die aufgrund ihrer differenzierten Therapiemöglichkeiten eine exakte Diagnosestellung erfordern. Bei diesen Entzündungskrankheiten des Dünndarms spielt die Enteroklysmauntersuchung eine bestimmende Rolle, da die meisten Entzündungen zu strukturellen Veränderungen der Schleimhaut führen, die im Röntgenbild sicher zu erkennen sind. Meist wird eine Enteritis von funktionellen Auffälligkeiten (beschleunigte Passage, Spasmen, Hypersekretion) begleitet, die die Röntgendiagnose unterstützen. Wenngleich die Mukosaalterationen häufig unspezifisch sind, läßt die Bariumstudie doch eine Aussage bzgl. des Verteilungsmusters, der Ausdehnung, der Lokalisation sowie – insbesondere beim Morbus Crohn – des Stadiums zu. So ist die Enteroklysmauntersuchung bei allen chronisch-subchronischen Durchfallerkrankungen indiziert, vor allem dann, wenn diese mit den Symptomen Bauchschmerz, Hämatochezie und Malabsorption einhergehen. Ergänzend werden Schnittbildverfahren wie Sonographie und CT eingesetzt, wenn extraintestinale Begleitveränderungen vermutet werden. Dünndarmentzündungen sind in allen radiologischen Verfahren durch ein limitiertes Spektrum von morphologischen Veränderungen gekennzeichnet (Tab. 5.1). Eine Einengung der Differentialdiagnose ist damit mehrheitlich möglich, die endgültige Diagnosestellung erfordert jedoch vielfach eine zusätzliche endoskopisch-bioptische bzw. bakterielle Untersuchung.

Untersuchungsverfahren	Typische radiologische Befunde
Enteroklysma	Schleimhautrelief, Wandverdickung Peristaltik Befallsmuster Stenose, Fistel abszeßbedingte Darmdistanzierung oder -pelottierung
Endoskopie	nur im terminalen Ileum möglich Inspektion der Schleimhaut Befallsmuster Biopsie, Histologie
Sonographie	Wandverdickung Peristaltik Stenose, Fistel extraintestinale Komplikationen (Konglomerattumor, Abszeß)
CT	Wandverdickung prästenotische Dilatation, Passagestörung (Fistel) extraintestinale Komplikationen (Konglomerattumor, Abszeß)

Tabelle 5.1 Diagnostische Verfahren bei entzündlichen Dünndarmerkrankungen

Morbus Crohn

Die regionale Enteritis Morbus Crohn ist die Dünndarmentzündung mit der größten klinischen Bedeutung. Ihre Inzidenz liegt bei 5 Neuerkrankungen pro 100 000 Einwohner und Jahr. Die chronische Erkrankung verläuft in Phasen, in denen die Krankheit mehr oder weniger aktiv ist. Sie führt häufig zu einer erheblichen Beeinträchtigung des Lebens der Patienten und ist in ihrem Verlauf dem einer malignen Erkrankung in manchen schweren Fällen nicht unähnlich.

Die Erkrankung ist seit ihrer namensgebenden Beschreibung 1932 ätiologisch immer noch ungeklärt. Die Enteroklysmauntersuchung dient der Diagnosefindung, der differentialdiagnostischen Abgrenzung gegenüber anderen Erkrankungen des Intestinums sowie der Beobachtung des Krankheitsverlaufs im Sinne des Nachweises von Komplikationen und Rezidiven. Bei Vorliegen eines Ileus wird die Notwendigkeit zur Operation durch das Enteroklysma dokumentiert und zeitlich festgelegt. CT und/oder Sonographie des Abdomens haben einen wichtigen Komplementärcharakter.

Pathogenese

Die Crohn-Enteritis beginnt mit einer Schwellung der Lymphfollikel in der Lamina propria der Dünndarmmukosa. Diese enthalten Makrophagen, Lymphozyten und Plasmazellen. Über dem geschwollenen Lymphfollikel kommt es zu punktförmigen Schleimhautulzerationen, im Röntenbild wird das entsprechende Korrelat als *aphthöses Ulkus* bezeichnet. In den benachbarten mesenterialen Lymphknoten entstehen epitheloidzellige, nichtverkäsende Granulome mit Langhans-Riesenzellen, die auch in der Dünndarmschleimhaut vorkommen und dort einer Biopsie zugänglich sind. Der koloskopisch-bioptische Nachweis dieser sarkoidähnlichen Granulome im terminalen Ileum gilt als zuverlässiger Hinweis auf die Diagnose eines Morbus Crohn, er gelingt allerdings nur bei ca. 15 % der Untersuchungen.

Granulome in mesenterialen Lymphknoten verursachen einen Lymphstau und ein Faltenödem. Punktförmige Schleimhautulzera konfluieren zu flächenhaften Geschwürarealen mit darin enthaltenen Inseln intakter Mukosa. Aus einem aphthösen Geschwür kann sich ein länglicher Riß in der Mukosa bilden, die sog. *lineare Fissur*. Überschreitet diese die Lamina muscularis propria, kommt es zur Fistelentstehung. Zusätzlich können sich Abszesse im Mesenterium, zwischen den Darmschlingen, im subkutanen Fettgewebe oder im M. psoas ausbilden. Als Folge der chronischen Entzündungsvorgänge kommt es zur Entstehung von *longitudinalen Gängen in der Darmwand*. Sie verlaufen meist parallel zum Darmlumen und sind an der mesenterialen Darmansatzseite angeordnet. Chronische Ulzerationen und Fibrosierungen führen zur deutlichen Darmwandverdickung mit unterschiedlich ausgeprägter Lumeneinengung. Ein akuter entzündlicher Schub in einem derart vorgeschädigten Darmabschnitt kann zu einer vollständigen Lumenverlegung mit einer Ileussituation führen. Der Morbus Crohn betrifft den gesamten Verdauungstrakt von der Mundhöhle bis zum Analkanal, am häufigsten sind das Ileum und das Kolon betroffen, ein besonderer Schwerpunkt der entzündlichen Veränderungen findet sich im terminalen Ileum. 30 % der Erkrankungen betreffen nur das Ileum, 25 % nur das Kolon und 45 % das Ileum und das Kolon.

Klinik

An Morbus Crohn erkranken bevorzugt Jugendliche und junge Erwachsene mit einem Erkrankungsgipfel zwischen dem 20. und 30. Lebensjahr. Im Vordergrund stehen:

- Abdominalschmerzen,
- Flatulenz mit gespanntem Abdomen,
- Durchfälle, initial aber auch Obstipation,
- appendizitisähnliche Symptome (Unterbauchschmerzen, tastbare Resistenz, Fieber),
- Gewichtsverlust,
- allgemeines Krankeitsgefühl,
- Anämie.

Die Schmerzen sind häufig im rechten Unterbauch lokalisiert, können aber auch weiter kranial angegeben werden. Charakteristischer ist der phasenhafte Krankheitsverlauf über Jahre mit Remissionen und Rezidiven. Zur Beurteilung des Krankheitsverlaufs eignen sich Aktivitätsindizes, die sich aus klinischen und laborchemischen Faktoren zusammensetzen, z.B. der CDAI (Crohn's disease activity index). Operative Eingriffe, die grundsätzlich nur bei konservativ nicht beherrschbaren Komplikationen wie Ileus oder Abszeß durchgeführt werden, beeinflussen den Krankheitsverlauf eher ungünstig. Die Rezidivhäufigkeit steigt, vielfach entwickeln sich neue Stenosen und Fisteln, und langfristig besteht die Gefahr der Entstehung eines Kurzdarmsyndroms.

Bei einem längeren Krankheitsverlauf treten extraintestinale Symptome hinzu:

- Erythema nodosum, kutane Pyodermie,
- Uveitis, Episkleritis,
- Arthritis, ankylosierende Spondylitis, Sakroileitis,
- primär sklerosierende Cholangitis.

25 % der Patienten entwickeln anorektale Abszesse. Analfisteln sind häufig das erste Symptom eines Morbus Crohn. Insbesondere Fisteln zu anderen Organen führen zu chirurgischen, gynäkologischen und urologischen Komplikationen (Tab. 5.**2**).

Die konservative Therapie beinhaltet neben einer individuell abgestimmten Diät die Gabe von Steroiden und Salazosulfapyridinen oder Mesalazin. In der klinischen Erprobung befinden sich immunmodulierende Medikamente. Die Indikation zu chirurgischen Eingriffen besteht nur bei den oben genannten Komplikationen. Da hierdurch keine Heilung erzielt wird, erfolgt eine möglichst sparsame Darmresektion mit End-zu-End-Anastomose.

Diagnostik

Die Diagnostik von gastroenterologischen Erkrankungen wird in Deutschland von der *internistischen Endoskopie* dominiert. Patienten mit Verdacht auf Morbus Crohn sind daher vielfach bereits koloskopisch untersucht worden, bevor die *Enteroklysmauntersuchung* veranlaßt wurde. Eine vollständige *Koloskopie* schließt die Inspektion und Biopsie der terminalen Ileumschlinge ein, dies gelingt in ca. 70 % der Fälle. Da der überwiegende Anteil des Dünndarms endoskopisch nicht einsehbar ist, erfolgt die *Dünndarmdoppelkontrastuntersuchung* zur exakten Ausdehnungsbeurteilung der entzündlichen Erkrankung. Mit diesem Untersuchungsverfahren lassen sich im wesentlichen Veränderungen des Schleimhautreliefs, Stenosen und

Fisteln nachweisen. Abszesse und Lymphknotenvergrößerungen führen zur Darmpelottierung. Wandverdickungen lassen sich nur indirekt im Bereich unmittelbar nebeneinander liegender Darmschlingen erkennen. Mit den Schnittbildverfahren *Sonographie* und *CT* sind Wandverdickungen direkt nachzuweisen. Darüber hinaus erfassen sie extraintestinale Veränderungen und sind damit insbesondere zum Nachweis von entzündlichen Konglomerattumoren und Abszessen indiziert. Der *Kolonkontrasteinlauf* zur Abklärung eines Schmerzzustands im rechten unteren Abdominalquadranten, dem ein Morbus Crohn zugrunde liegen könnte, wird als initiale Untersuchung nur noch selten veranlaßt.

Die *klassischen röntgenologischen Zeichen* des Enteroklysmas beim Morbus Crohn umfassen:

- granuläres Schleimhautmuster,
- aphthöse Schleimhautläsion,
- lineare Fissur,
- Sinus tracts,
- ulzeronoduläres Schleimhautmuster, Pflastersteinrelief,
- Fisteln.

Radiologische Frühzeichen des Morbus Crohn werden selten beobachtet, da sich die Erkrankung in diesem Stadium durch eine vieldeutige und komplexe Symptomatik auszeichnet, die vergleichsweise selten zur frühzeitigen Abklärung mit einer Sellink-Untersuchung führt. Ein granuläres Schleimhautmuster mit multiplen, weniger als 3 mm im Durchmesser großen Füllungsdefekten ist ein Hinweis auf geschwollene Lymphfollikel in der Lamina propria (Abb. 5.**1**). Durch einen begleitenden Lymphstau können die Villi sichtbar werden. Auch die Schwellung der Kerckring-Falten ist Ausdruck der gestörten Lymphzirkulation sowie des begleitenden entzündlichen Ödems. Diesem Röntgenzeichen der verdickten Falten kommt insbesondere bei der Rezidivdiagnostik in der neoterminalen Ileumschlinge nach rechtsseitiger Hemikolektomie

Chirurgie	Gynäkologie	Urologie
Perianale, enterokutane, enterokolische Fisteln Abszesse Ileus Appendizitis Adenokarzinome Lymphome	Tuboovarialabszeß enterovaginale Fistel extrauterine Gravidität Endometriose	enterovesikale Fistel enterourethrale Fistel

Tabelle 5.**2** Komplikationen beim Morbus Crohn anhand verschiedener medizinischer Fachgebiete

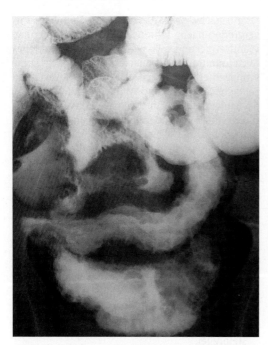

Abb. 5.**1 Morbus Crohn**. 26jähriger Patient mit blutigen Durchfällen und transfusionsbedürftiger Anämie. Noduläres Schleimhautmuster im unteren Ileum.

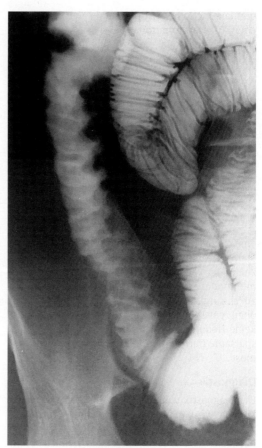

Abb. 5.**2 Langstreckiges Rezidiv bei Morbus Crohn**. 36jähriger Patient. Zustand nach Hemikolektomie rechts aufgrund entzündlicher Stenosen. Jetzt erneut Durchfälle. Geschwollene Kerckring-Falten in der neoterminalen Ileumschlinge beweisen das langstreckige Crohn-Rezidiv.

besondere Bedeutung zu (Abb. 5.**2**). Aphthoide Schleimhautgeschwüre führen zu punktförmigen Bariumflecken mit einem umgebenden ödematösen Halo. Sie besitzen einen hohen Hinweiswert für die Diagnose, sind aber aufgrund ihrer Kleinheit nur bei sehr sorgfältiger Untersuchungstechnik nachweisbar. Wichtig sind hierbei insbesondere die Zielaufnahmen mit dosierter Kompression (Abb. 5.**3**).

Diese frühen mukosalen Veränderungen lassen sich mit der Sonographie und der CT nicht nachweisen. Erst ein begleitendes Darmwandödem führt zu einer meist konzentrischen Wandverdickung, die als erstes Zeichen mit den Schnittbildverfahren erkennbar ist. Sonographisch wird dieses Merkmal als *entzündliche Darmkokarde* bezeichnet (Abb. 5.**4**). Da die entzündlichen Veränderungen beim Morbus Crohn transmural alle Wandschichten betreffen, ist eine mit den Schnittbildverfahren erkennbare Wandschichtung eher selten (Abb. 5.**5**). Sie zeigt sich vor allem bei frühen floriden Veränderungen in Form eines hypodensen inneren Rings. Dieser ist auf ein mukosales Ödem zurückzuführen und führt bei orthograd getroffenen Schlingen zu einem schießscheibenartigen Aspekt, dem sog. *Target sign*.

Röntgensymptome des fortgeschrittenen Morbus Crohn reflektieren alle den transmuralen Ausbreitungsweg der granulomatösen Entzündung, die die Barriere der zirkulären und longitudinalen Muskelschicht der Darmwand nicht respektiert. Rosendornartig geformte, grenzüberschreitende Bariumausläufer stehen für tiefe, fissurale Ulzera, aus denen Fisteln und Sinus tracts innerhalb der verdickten Darmwand entstehen (Abb. 5.**6**). Transversale und longitudinale Geschwüre, die untereinander Verbindung haben,

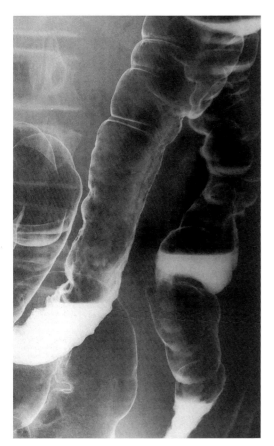

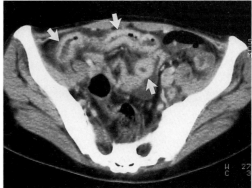

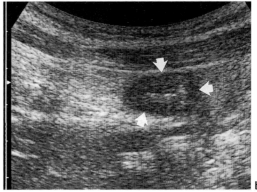

Abb. 5.**4 a, b Entzündliche Wandverdickung bei Morbus Crohn**. 26jährige Patientin mit wechselnd ausgeprägter Diarrhö:
a CT mit symmetrisch wandverdickten Ileumschlingen im kleinen Becken (Pfeile).
b Sonographische Darstellung einer echoarmen, wandverdickten Darmschlinge, sog. pathologische Darmkokarde (Pfeile).

Abb. 5.**3 Morbus Crohn des Dickdarms**. 34jähriger Patient mit Diarrhö. Aphthoide Ulzera im linken Kolon. Teils runde, teils ovale Ulzera mit einem Durchmesser von 2–3 mm bei transparentem Schwellungshof.

bilden ein Netzwerk aus dünnen Bariumlinien zwischen denen ödematös geschwollene, erhabene Schleimhautpolster erhalten sind. Das daraus resultierende ulzeronoduläre Schleimhautmuster wird auch als *Pflastersteinrelief* bezeichnet (Abb. 5.**7**). Zu diesem Zeitpunkt zeigt sich in der CT eine entzündlich bedingte Imbibierung und verstärkte Vaskularisation des an die erkrankten Darmschlingen grenzenden mesenterialen Fettgewebes. Diese äußert sich in feinstreifigen Verdichtungen innerhalb des hypodensen Fettgewebes bei gleichzeitiger Unschärfe der wandverdickten Darmschlingen (Abb. 5.**8**). Im angloamerikanischen Schrifttum wird dieses Phänomen als *Creeping fat sign* bezeichnet. Längerdauernde Entzündungen führen zu einer Proliferation des mesenterialen Fettgewebes in der Umgebung der betroffenen Darmschlingen (Abb. 5.**9**).

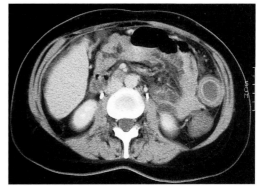

Abb. 5.**5 Morbus Crohn des Dickdarms**. 35jährige Patientin mit endoskopisch-bioptisch gesicherter Diagnose. Nach i.v. Kontrastmittelgabe zeigt sich eine deutliche Wandschichtung.

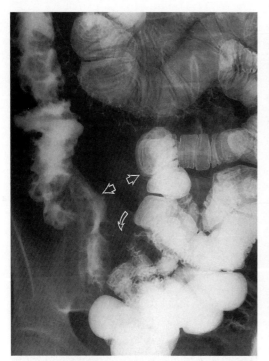

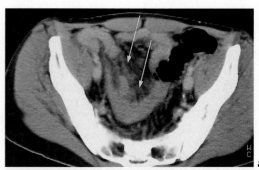

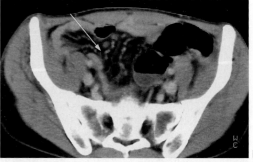

Abb. 5.**6**   **Morbus Crohn**. 25jährige Patientin. Rosendornartig geformte fissurale Ulzera mit intramuraler Fistel (gebogener Pfeil) an der medialen Kontur des terminalen Ileums. Distanzphänomen (offene Pfeile) bei entzündlicher Darmwandverdickung und knotiger Schleimhautoberfläche.

Abb. 5.**8 a, b**   **Creeping fat sign bei Morbus Crohn**. 21jähriger Patient. CT-Nachweis der verdickten Dünndarmschlingen mit entzündlich bedingter, feinstreifiger Flüssigkeitsimbibierung des mesenterialen Fettgewebes (Pfeile).

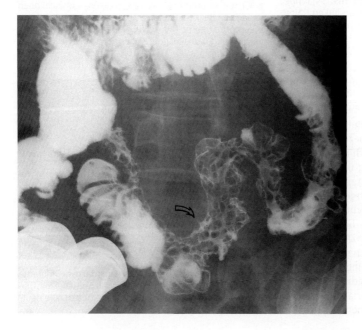

Abb. 5.**7**   **Plastersteinrelief bei Morbus Crohn**. 35jährige Patientin mit vor 7 Jahren diagnostizierter Erkrankung. Neben den charakteristischen Schleimhautveränderungen mit segmentaler Stenose zeigt sich eine narbige Schrumpfung der mesenterialen Kontur mit Ausbildung von antimesenterialen Pseudodivertikeln und ein rosendornartiger transmuraler Entzündungsgang (Pfeil).

Entzündliche Konglomerattumoren sind computertomographisch gut erfaßbar (Abb. 5.**10**). Sonographisch lassen sich oberflächennahe Konglomerattumoren ebenfalls gut erkennen (Abb. 5.**11**). Schwieriger ist der Nachweis tiefergelegener Prozesse aufgrund der oft störenden Luftüberlagerungen des Kolons. Fisteln lassen sich aufgrund ihres geringen Durchmessers mit daraus resultierenden Partialvolumeneffekten und dem seltenen schichtparallelen Verlauf in der transversalen Ebene nur gelegentlich in der CT erkennen. Häufig ziehen sie als enterokutane Fisteln von einem entzündlichen Konglomerattumor zur Haut (Abb. 5.**12** u. 5.**13**). Der sonographische Fistelnachweis erfordert eine sorgfältige Untersuchungstechnik. Typisch für eine enteroenterale Fistel ist der konstante Nachweis einer tubulären Struktur zwischen 2 Darmschlingen (Abb. 5.**14**). Luftgefüllte Fisteln führen im Sonogramm zu perlschnurartig aneinandergereihten Einzelechos. Barium und/oder Luft

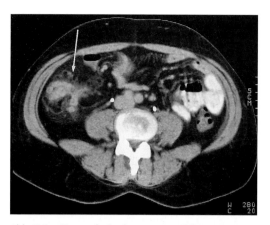

Abb. 5.**9 Hyperplasie des mesenterialen Fettgewebes bei Morbus Crohn**. 30jähriger Patient mit langjähriger Erkrankung. In der Umgebung von chronisch entzündlich veränderten Darmschlingen zeigt sich eine deutliche Proliferation des mesenterialen Fettgewebes (Pfeile).

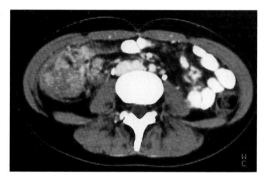

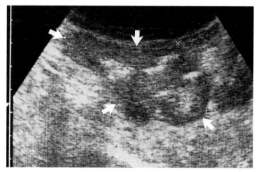

Abb. 5.**10 Entzündlicher Konglomeratumor bei Morbus Crohn**. 22jährige Patientin mit Diarrhö und Schmerzen im rechten Unterbauch. CT-Nachweis der verbackenen, entzündlich-wandverdickten Dünndarmschlingen.

Abb. 5.**11 Entzündlicher Konglomeratumor bei Morbus Crohn**. 34jähriger Patient. Sonographische Darstellung des bauchdeckennahen Konglomerats aus entzündlichen Darmschlingen (Pfeile).

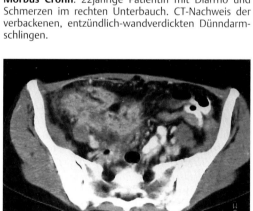

a

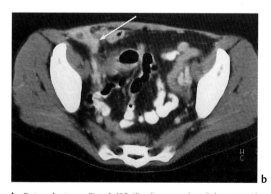

b

Abb. 5.**12 a, b Konglomerattumor und Fistel bei Morbus Crohn**. 30jähriger Patient:
a Entzündlicher Konglomerattumor im kleinen Becken rechts, Infiltration des mesenterialen Fettgewebes.

b Enterokutane Fistel (Pfeil), die vom kaudalen Anteil des Konglomerats zur Haut zieht. Kleiner subkutaner Abszeß.

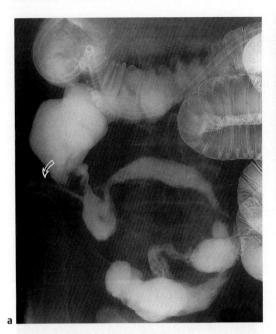

a

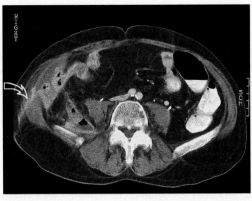

b

Abb. 5.**13 a, b Enterokutane Fistel bei kompliziertem Morbus Crohn**. 51jähriger Patient mit seit 12 Jahren gesicherter Erkrankung, Teilresektion mit Ileoaszendostomie vor 2½ Jahren:
a Langstreckig stenosierendes Rezidiv im neoterminalen Ileum. Kontrastierung eines enterokutanen Fistelgangs (Pfeil).
b Entzündliche Infiltration der rechtsseitigen Bauchwand. Fistelgang (Pfeil).

in den angrenzenden Unterbauchorganen (Harnblase, Vagina) läßt Fisteln vermuten. Ein wichtiger Hinweis auf eine enterovesikale Fistel in der CT ist eine umschriebene Blasenwandverdickung (Abb. 5.**15**). Pelottierungseffekte und eine Separierung von Darmschlingen beim Enteroklysma sind Hinweise auf eine Abszeßbildung (Abb.5.**16**). Sonographisch und in der CT lassen sich Crohn-assoziierte Abszesse zuverlässig nachweisen. Gelegentlich bereitet die Unterscheidung zwischen einem Abszeß

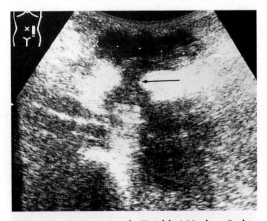

Abb. 5.**14 Enteroenterale Fistel bei Morbus Crohn**. 30jähriger Patient. Sonographischer Nachweis des echoarmen Fistelgangs (Pfeil) zwischen 2 flüssigkeitsgefüllten Dünndarmschlingen.

und einem entzündlichen Konglomerattumor mit darin eingeschlossenen, weitgestellten Darmschlingen Schwierigkeiten (Abb. 5.**17**). Der Nachweis einer kontrastmittelaufnehmenden Abszeßmembran ist dann richtungweisend. Erreicht die entzündliche Penetration die Bauchwand, können ausgedehnte, häufig gekammerte Bauchwandabszesse entstehen (Abb. 5.**18**). Intrahepatische Abszesse sind beim Morbus Crohn vergleichsweise selten (Abb. 5.**19**).

Wichtig für die Beurteilung des Verlaufs und für die Indikationsstellung zur Operation beim Morbus Crohn ist die exakte Lokalisation und Deskription von Stenosen (Abb. 5.**20**) sowie der Grad der prästenotischen Darmdilatation. In stenosierten Crohn-Segmenten ist eine normale Schleimhaut mit Kerckring-Falten nicht erhalten, die Oberfläche erscheint glatt und strukturlos (Abb. 5.**21**), abschnittsweise auch nodulär (Abb. 5.**22**); die Außenkonturen sind irregulär. Die narbige Schrumpfung des Darms geht mit einem Verlust der Wandelastizität einher, bei der Durchleuchtung erscheint der Darm relativ starr (**Cave**: Absolute Wandstarre kann ein Karzinom bedeuten!). Die Dehnbarkeit ist eingeschränkt, der Darm ist fixiert, manchmal saitenartig ausgespannt (string sign) und verkürzt (Abb.5.**23**). Gesunde Nachbarschlingen sind durch die Verdickung von Darmwand und Mesenterium distanziert. Prästenotisch gelegene, erweiterte Darmschlingen lassen sich

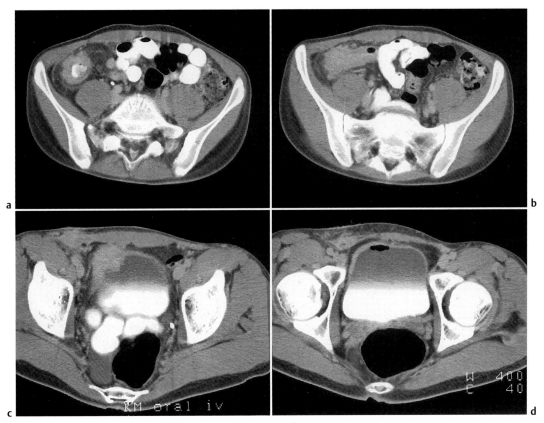

a | b
c | d

Abb. 5.15 a–d Enterovesikale Fistel bei Morbus Crohn. 25jährige Patientin mit seit 4 Jahren bekannter Erkrankung:
a, b Deutliche Wandverdickung bei leozäkalem Crohn-Befall.

c Übergreifen der Entzündung auf die Harnblase mit Wandverdickung.
d Nachweis von Luft in der Harnblase als Zeichen der enterovesikalen Fistel.

sonographisch und in der CT erkennen, als Ausdruck der Motilitätsstörung kommt es zur Spiegelbildung. Fibrose und Narbenbildung sind am mesenterialen Ansatz deutlicher als an der Gegenseite. Im Enteroklysma zeigt sich dadurch eine relative Verlängerung der antimesenterialen Darmkontur, es entstehen geraffte Wandausstülpungen, sog. Pseudodivertikel (Abb. 5.**24**).

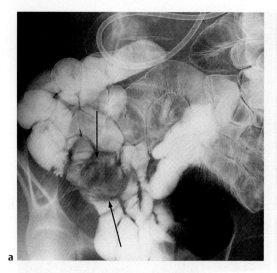

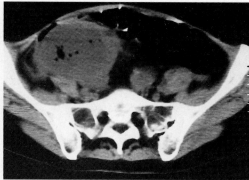

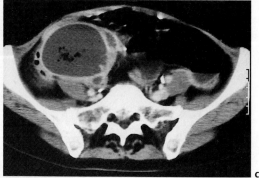

Abb. 5.**16 a–d**   **Abszeß bei Morbus Crohn**. 24jährige
Patientin mit Diarrhö, Fieber und Unterbauchschmerz:
a Raumforderung im kleinen Becken (Pfeile) mit Verdrängung und Pelottierung der benachbarten Darmschlingen.
b, c 1 Woche später CT-Untersuchung (nativ und nach
Kontrasmittelgabe). Abszeß im Becken rechts mit randständigem Enhancement und zentralen Lufteinschlüssen.

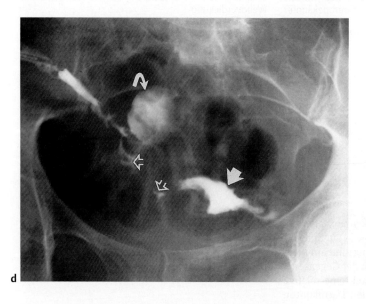

Abb. 5.**16 d** Sinographie nach zwischenzeitlicher Abszeßdrainage.
Ausgehend von der Abszeßhöhle
(gebogener Pfeil) zeigt sich eine
Fistel (Pfeilspitzen) mit Darmkontrastierung (Pfeil).

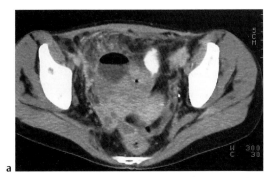
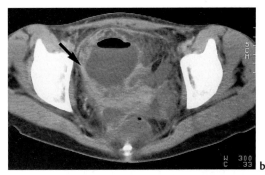

Abb. 5.17 a,b Mesenterialer Abszeß bei Morbus Crohn. 30jährige Patientin:
a Entzündlicher Konglomerattumor im kleinen Becken mit eingeschlossenem Abszeß.

b Befundverschlechterung unter konservativem Therapieversuch. Größenzunahme des Abszesses mit kontrastmittelanreichernder Abszeßmembran (Pfeil).

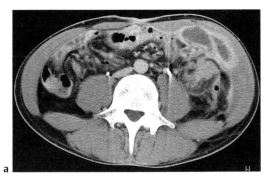
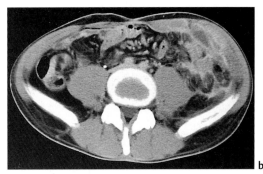

Abb. 5.18 a, b Ausgedehnter Bauchwandabszeß bei Morbus Crohn. 38jähriger Patient. Wandverdickte Dünndarmschlingen im linken Unterbauch, angrenzend

mehrfach gekammerte Abszeßformationen in der Bauchwand.

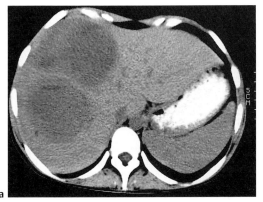
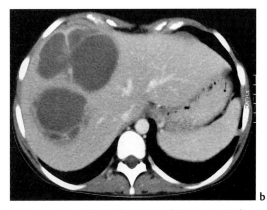

Abb. 5.19 a, b Leberabszeß bei Morbus Crohn. 22jährige Patientin mit langjährig bekannter Erkrankung und septischen Fieberschüben:
a Im Nativbild hypodens imponierende Raumforderung in der Leber.

b Bessere Abszeßdemarkierung nach Kontrastmittelgabe, mäßiges Enhancement der Abszeßwände.

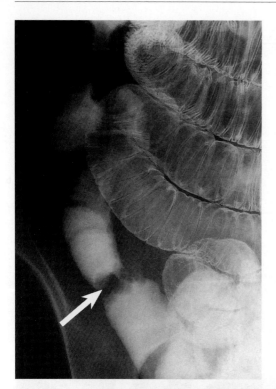

Abb. 5.**20** **Morbus Crohn**. 19jährige Patientin mit Diarrhö. Kurze exzentrische Stenose im terminalen Ileum (Pfeil) bei leichter prästenotischer Erweiterung, differentialdiagnostisch ist an ein Adenokarzinom zu denken. Entzündliche Stenosen im Zäkum.

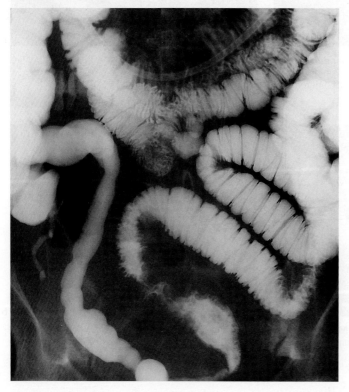

Abb. 5.**21** **Strukturloser Darm bei Morbus Crohn**. 63jährige Patientin, Mutter eines 30jährigen Sohnes, bei dem seit 18 Jahren ein Morbus Crohn bekannt ist. Vollständiger Faltenverlust im terminalen Ileum mit strukturlosem Aspekt. Vorgeschaltet teils stenosierte, teils dilatierte Ileumsegmente mit Pflastersteinrelief.

Abb. 5.**22** **Stenosiertes Ileozäkal-
segment mit nodulärem Schleimhautmuster**. 31jähriger Patient
5 Jahre nach Primärdiagnose des
Morbus Crohn mit Diarrhö und
Obstruktionssymptomatik.

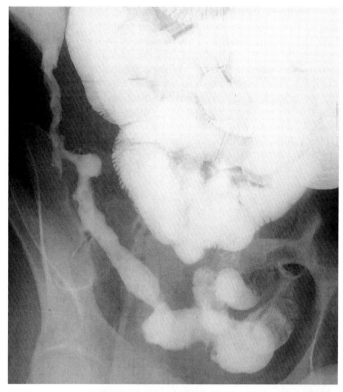

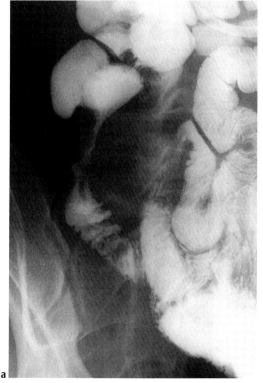

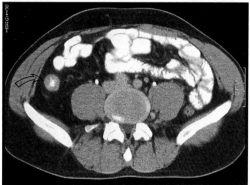

Abb. 5.**23 a, b** **Crohn-Rezidiv**. 41jähriger Patient. Hemikolektomie vor 4 Jahren aufgrund eines stenosierenden Morbus Crohn. Jetzt Zunahme der abdominalen
Schmerzen bei Diarrhö. 3 cm langes, ausgespanntes ste-
notisches Dünndarmsegment oralseitig von der Anastomose (String sign) mit deutlicher Wandverdickung in der
CT. Unauffälliges Colon ascendens.

a

b

Bei der Rezidivdiagnostik nach Hemikolektomie ist besonders die anastomosennahe Schleimhaut der neoterminalen Ileumschlinge auf Frühzeichen (s. oben) abzusuchen. Aufgrund der raschen Kontrastmittelpassage (fehlende Bauhin-Klappe) ist die Darstellungsqualität in Refluxtechnik im Rahmen eines Kolonkontrasteinlaufs meist besser als beim Enteroklysma. Gelegentlich ist es sinnvoll, während der Sellink-Untersuchung rektal Luft zu applizieren, um die Anastomosenregion gut aufzuweiten. Das entzündliche Rezidiv nach

Dünndarmresektionen ist beim Morbus Crohn immer proximal der Anastomose zu erwarten (Abb. 5.25 u. 5.26).

Komplizierte Crohn–Fälle erfordern eine der Situation angepaßte Untersuchungstechnik, bei der u.U. eine höhere Strahlenexposition aufgrund längerer Durchleuchtungszeiten in Kauf genommen werden muß (Abb. 5.27). Bei einer Obstruktion als Folge eines stenotischen Segments, das meist im distalen Ileum liegt, enthalten prästenotisch erweiterte Schlingen vermehrt Flüssigkeit, die die Bariumsuspension verdünnt, so daß der Kontrast abnimmt. Hier sind der Zufuhr von Kontrastmittel und Methylcellulose über die Rollerpumpe Grenzen gesetzt, in der Regel kann die Untersuchung als konventionelle orale Darmpassage nach Entfernung der Sonde fortgeführt und mit dem Nachweis des engen Segments beendet werden. Bei einem stenosierenden Morbus Crohn im Duodenum (Abb. 5.28) ist die Sondenplazierung nicht möglich, hier sollte die Kontrastuntersuchung von Anfang an sondenlos durchgeführt werden.

Bei einem ausgedehnten Crohn-Befall und der Erwartung von enteroenteralen Fisteln und Abszessen empfiehlt es sich, die Spitze des Bariumbolus unter Durchleuchtung zu verfolgen und Zielaufnahmen in rascher Folge anzufertigen. Dies erleichtert die Orientierung bei der Befundung und Demonstration sowie die Zuordnung von Barium in extraintestinalen Lokalisationen, z.B. bei intermittierender Fistelkontrastierung. Spätaufnahmen

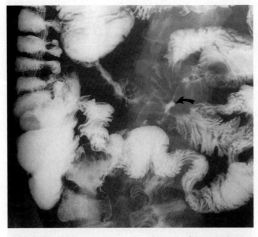

Abb. 5.**24** **Komplizierter Morbus Crohn**. 38jähriger Patient mit intestinaler Blutung. Entzündliches Schlingenkonvolut des proximalnen Ileums mit Ulkus (Pfeil).

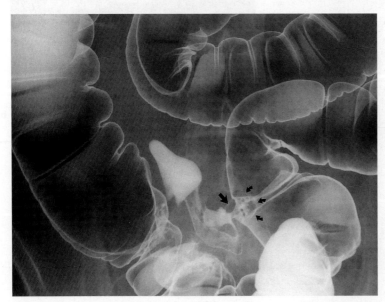

Abb. 5.**25** **Enteroenterale Fistel bei Morbus Crohn**. 41jährige Patientin mit seit 18 Jahren bekannter Erkrankung. Beim Kolonkontrasteinlauf Nachweis einer Verbindung (Pfeil) zwischen Sigma und dem mit Morbus Crohn befallenen Ileum. Inflammatorischer Polyp im Dickdarm (gebogene Pfeile), im Dickdarm sonst keine Crohn-Manifestation.

(nach Sondenentfernung, ggf. auch nach einer ersten Stuhlentleerung) sind geeignet, Barium in Fistelgängen aufzuzeigen, die initial nicht gefüllt waren. Großformatige Übersichtsaufnahmen dokumentieren die kontinuierliche Kontrastfüllung des Kolonrahmens, eine Sigmakontrastierung vor der Kontrastfüllung des proximalen Dickdarms weist auf eine enterokolische Fistel hin. Enterokutane Fisteln sind über die äußere Fistelöffnung leichter darzustellen als bei der Enteroklysmauntersuchung. Bei ausgedehnten, unübersichtlichen Fistelsystemen kann eine CT nach perkutaner Fistelfüllung sinnvoll sein. Dies gilt besonders für perianale Fisteln mit Verbindung zu ausgedehnten retroperitonealen Fistelgängen (Abb. 5.**29**).

Das Befallsmuster des Morbus Crohn am Dünndarm bleibt erfahrungsgemäß während des chronischen Erkrankungsverlaufs bei einem Patienten im wesentlichen unverändert. Die initiale Röntgenuntersuchung legt das Gebiet fest, in dem sich die Erkrankung befindet. Ein Übergreifen der Entzündung vom Dünn- auf den Dickdarm, z.B. über eine ileosigmoidale Fistel, kommt nicht vor. In seltenen Fällen kann eine später im Verlauf auftretende Manifestation am Ösophagus (Abb. 5.**30**) das Krankheitsbild komplizieren. Wenngleich das distale Ileum die häufigste Lokalisation darstellt,

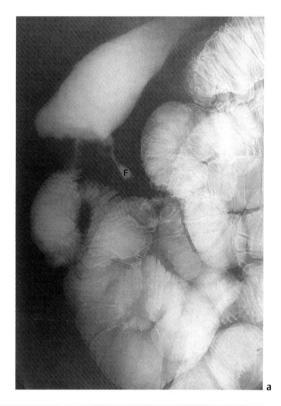

a

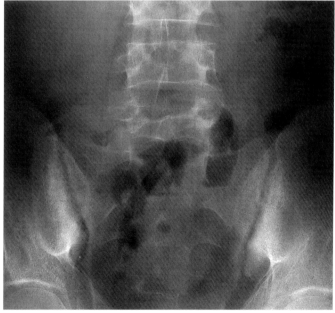

b

Abb. 5.**26 a, b** **Crohn-Rezidiv nach Hemikolektomie**. 37jähriger Patient mit Darmteilresektion vor 4 Jahren, chronische Rückenschmerzen:
a Stenosiertes, neoterminales Ileumsegment mit benachbartem Fistelgang in das angrenzende Mesenterium.
F Fistelgang
b Crohn-assoziierte Sakroileitis beider Kreuz-Darmbein-Gelenke.

kommen Crohn-Läsionen weiter proximal im Dünndarm vor, so daß in subtiler Technik nach ihnen gesucht werden muß (skip-areas, skip-lesi-ons). In Tab. 5.**3** sind die Differentialdiagnosen des Morbus Crohn und die wichtigsten Unterscheidungsmerkmale genannt.

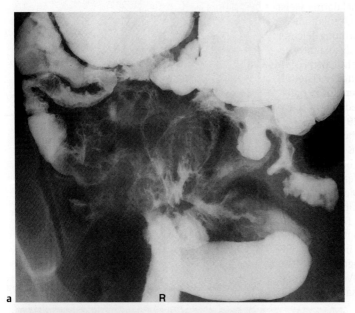

a   R

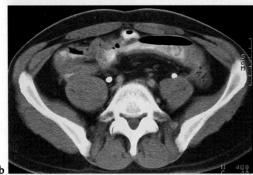

b

Abb. 5.**27 a, b   Komplizierter Morbus Crohn**. 27jähriger Patient mit Fieber und Durchfall:
a Entzündliches Schlingenkonvolut des distalen Ileums mit früher Kontrastierung des Rektosigmoids bei enterokolischer Fistel.
R Rektosigmoid
b Entzündliche Wandverdickung mit Umgebungsreaktion und Zeichen der Stenosierung.

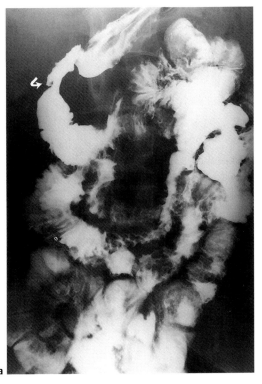

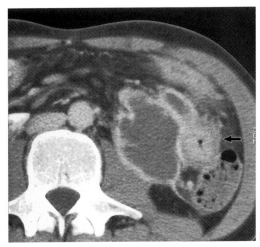

b

Abb. 5.**28 a, b Duodenalstenose und Abszeß**. 28jähriger Patient mit einem seit 12 Jahren bekannten Morbus Crohn:
a Sondenlose Bariumuntersuchung aufgrund von Stenosen im Duodenum (Pfeil). Magenbeteiligung. Ausgedehntes ulzeronoduläres Schleimhautmuster im Dünndarm mit multiplen Stenosen. Separierung von Darmschlingen in der Bildmitte.
b Mesenterialer Abszeß zwischen einer wandverdickten Dünndarmschlinge (Pfeil) und dem linken M. psoas.

a

Tabelle 5.**3** Differentialdiagnosen des Morbus Crohn

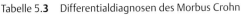

Erkrankung	Unterscheidungsmerkmale
Entzündliche Dünndarmerkrankungen:	
• Tuberkulose	narbige Schrumpfung des Zäkums, Destruktion der Bauhin-Klappe, Fisteln sind selten, kein Pflasterstein-relief
• Yersiniose	vollständige Ausheilung nach Therapie, serologische Sicherung
• Morbus Behçet	begleitendes dermatologisches Krankheitsbild
• Backwash-Ileitis bei Colitis ulcerosa	kontinuierliche entzündliche Veränderungen im Kolon, keine Fisteln
• bakterielle Besiedelung mit Campylobacter oder Shigellae	Erregernachweis im Stuhl, Serologie
• Strahlenenteritis	Anamnese
Neoplastische Dünndarmerkrankungen:	
• Morbus Hodgkin, Non-Hodgkin-Lymphom	Stenosierung und Distanzphänomen sind selten
• Adenokarzinom	absolute Wandstarre
• Karzinoid	ulzerierende Schleimhautveränderungen sind sehr selten, Flushsymptomatik
Vaskuläre Dünndarmerkrankungen:	
• diffuse Darmischämie	gleichmäßige Schleimhautschwellung
• segmentaler Infarkt	Lokalisation meist im proximalen Dünndarm

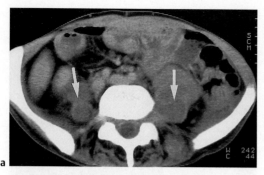

a

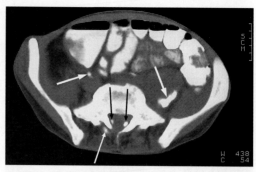

b

Abb. 5.**29 a, b**   **Perianale Fisteln**. 23jähriger Patient:
a Nativ-CT mit abszeßverdächtiger hypodenser Auftreibung der Psoasmuskeln (Pfeile).

b Nach oraler Darmkontrastierung und Kontrastmittelfüllung von perianalen Fistelöffnungen kommt es zur Darstellung von Fistelgängen (Pfeile) mit Spinalkanalbeteiligung.

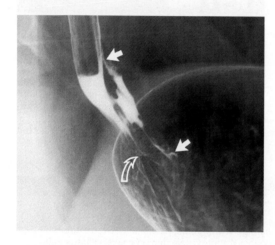

Abb. 5.**30**   **Morbus Crohn des distalen Ösophagus**. 26jähriger Patient mit zunehmender Dysphagie. Bekannter Crohn-Befall des terminalen Ileums. Intramuraler Sinus tract mit Kontrastmittelspur im falschen Lumen, welches parallel zum echten Lumen verläuft (gebogener Pfeil), Kardia (Pfeile). Proximale und distale Verbindung zum echten Lumen.

Non-Crohn-Enteritiden

Der bildgebenden Diagnostik dieser entzündlichen Dünndarmerkrankungen wird insgesamt weniger Bedeutung zugemessen als der radiologischen Diagnostik des Morbus Crohn. Die röntgenologischen Veränderungen der Non-Crohn-Enteritiden sind häufig unspezifisch, so daß eine definitive Diagnose nur in seltenen Fällen gestellt werden kann. Bei der Bildinterpretation müssen u.a. oberflächliche Schleimhautveränderungen, Wandbeschlag und Motilitätsstörungen berücksichtigt werden. Floride Entzündungen führen zu vermehrter Darmmotilität mit schlechtem Wandbeschlag. Eine sichere Differenzierung zwischen dem Morbus Crohn und einer Non-Crohn-Enteritis ist daher erst im fortgeschrittenen Erkrankungsstadium möglich.

Yersiniose

Die orale Infektion mit dem gramnegativen Bakterium *Yersinia enterocolitica* verursacht eine Entzündung im unteren Ileum mit Fieber, Diarrhö und Druckschmerzhaftigkeit im rechten unteren Abdominalquadranten. Aufgrund dieser Symptomatik wird eine Yersiniose häufig als Appendizitis fehldiagnostiziert. Die antibiotische Behandlung mit Tetracyclinen führt zur schnellen Besserung des klinischen Bilds mit vollständiger Rückbildung der Dünndarmentzündung.

Die typischen Veränderungen bei einer Sellink-Untersuchung (Abb. 5.**31**) umfassen eine Symptomentrias mit:

- irregulären Faltenverdickungen,
- nodulärem Schleimhautmuster,
- oberflächlichen, rund oder oval konfigurierten aphthoiden Geschwüren.

Dieses Bild ist zunächst auch mit der frühen Manifestation eines Morbus Crohn vereinbar. Fisteln und Stenosen kommen bei der Yersiniose jedoch nicht vor. Der weitere Verlauf mit einer schnellen Heilung nach Antibiotikatherapie erlaubt dann die sichere Abgrenzung.

Die sonographische Untersuchung von Patienten mit einer Yersiniose erfolgt meist unter dem klinischen Verdacht einer Appendizitis. Der fehlende Nachweis einer flüssigkeitsgefüllten Appendix schließt diese aus. Häufig läßt sich eine Wandverdickung des terminalen Ileums nachweisen, die teilweise von einer lokalen Lymphknotenvergrößerung begleitet wird. Eine Indikation zur Durchführung einer CT-Untersuchung besteht bei der Yersiniose nicht.

Tuberkulose

In den klassischen Immigrationsländern für Asiaten (England, USA) und bei Bewohnern des indischen Subkontinents spielt die *intestinale Tuberkulose* eine deutlich größere Rolle als in Deutschland, wo diese Form der Tuberkulose in den letzten Jahrzehnten nur sporadisch beobachtet wurde. In Indien sollen die meisten Fälle von terminaler Ileitis auf eine Tuberkulose zurückzuführen sein. Erreger ist das *Mycobacterium tuberculosis*, das bei Patienten mit einer pulmonalen Tuberkulose durch das Verschlucken des bakterienenthaltenden Sputums in den Darm gelangt. Bevorzugte Lokalisation der Entzündung ist das terminale Ileum. Das *Mycobacterium bovis* wird durch die Ingestion von Milch aus tuberkulosekontaminierten Kuhbeständen übertragen. Bei den hiervon betroffenen Patienten besteht in der Regel keine pulmonale Tuberkulose.

Das bevorzugte Alter von Patienten mit einer intestinalen Tuberkulose liegt zwischen dem 20. und 40. Lebensjahr, Frauen sind mit einer Relation von 2:1 häufiger als Männer betroffen. Klinisch stehen folgende Merkmale im Vordergrund:

- krampfartige Unterbauchschmerzen,
- subfebrile Temperaturen oder Fieber,
- Übelkeit,
- allgemeines Krankheitsgefühl.

Die Beschwerden sind damit weitgehend unspezifisch und lassen differentialdiagnostisch auch an

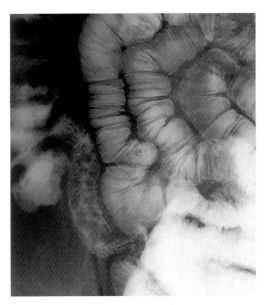

Abb. 5.31 Yersiniaenteritis. 23jährige Patientin mit Diarrhö und druckschmerzhaftem Unterbauch, positive Yersiniaserologie. Faltenverdickung und noduläres Schleimhautmuster des terminalen Ileums.

eine Appendizitis, einen Morbus Crohn, eine Yersiniose und ein Lymphom denken. Die Diagnose wird durch den histologisch-bioptischen Nachweis von Tuberkelbakterien und verkäsenden Granulomen aus der Darmschleimhaut gestellt. Die gleichen Veränderungen finden sich in laparoskopisch oder mittels Punktion gewonnenem Lymphknotengewebe.

Ein wesentliches Merkmal bei der Sellink-Untersuchung von Patienten mit intestinaler Tuberkulose ist der gleichzeitige Befall des Zäkums und des terminalen Ileums. Typisch ist insbesondere eine narbige Schrumpfung mit sanduhrförmiger Einengung des Zäkalpols bei Retraktion der Zäkumwand, die dem terminalen Ileum gegenüberliegt (Abb. 5.**32**). Frühe Formen der Tuberkulose ergeben insgesamt ein unspezifischeres Bild (Abb. 5.**33**). Zu diesen Frühzeichen zählen:

- verdickte, teilweise verwischte Falten,
- Nodularität der Schleimhaut,
- flache, große Ulzera,
- verdickte Darmwand.

Im weiteren Verlauf entwickeln sich aus den Schleimhautgeschwüren im distalen Ileum kurzstreckige Stenosen. Die Unterscheidung von einem Morbus Crohn kann in diesem Stadium schwierig

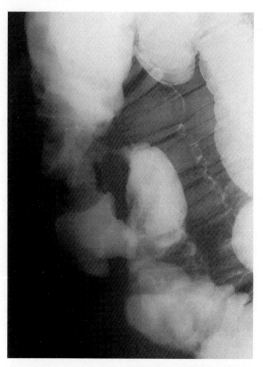

Abb. 5.**32** **Tuberkulöse Enteritis**. 32jähriger Patient mit uncharakteristischen Unterbauchschmerzen, Diagnose später endoskopisch gesichert. Kurzstreckige Stenose des terminalen Ileums unmittelbar vor der Einmündung in das Kolon. Destruktion der Bauhin-Klappe. Entzündliche Schrumpfung des Zäkums.

sein. Pflastersteinrelief, Abszesse und Fisteln sind jedoch untypisch für eine intestinale Tuberkulose.

Durch den fortschreitenden schrumpfenden Prozeß in der Ileozäkalregion verliert die Bauhin-Klappe zunehmend ihre Funktion. Der Einmündungswinkel zwischen terminalem Ileum und Zäkalpol geht verloren. Die Entzündung kann weiter im Dickdarm aszendieren, so daß das Colon ascendens insgesamt schrumpft.

Sonographisch und in der CT zeigen sich Wandverdickungen der betroffenen Darmschlingen, am häufigsten im terminalen Ileum. Begleitend ist eine Lymphadenopathie erkennbar, wobei in der CT gelegentlich Lymphknotenverkalkungen vorkommen. Weitere extraintestinale Veränderungen sind Verdickungen des großen Netzes oder des Peritoneums sowie der gleichzeitige Befall anderer Oberbauchorgane (Abb. 5.**34**).

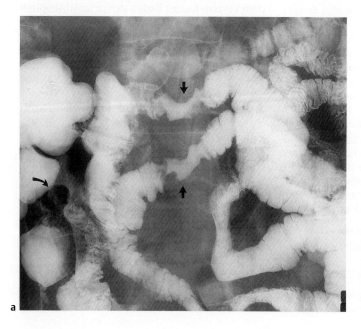

a

Abb. 5.**33 a, b**   **Intestinale Tuberkulose**. 76jähriger Patient mit unklarem Fieber, miliares Verschattungsbild auf der Thoraxübersichtsaufnahme. Positiver Nachweis von säurefesten Stäbchen im Sputum:
a Tumorähnliche Läsionen im proximalen Ileum (Pfeile), polypös prominente Klappe (gebogener Pfeil).

Abb. 5.**33 b** Segmentale Wandverdickung zweier benachbarter Ileumschlingen (Pfeile). Keine vergrößerten oder verkalkten Lymphknoten.

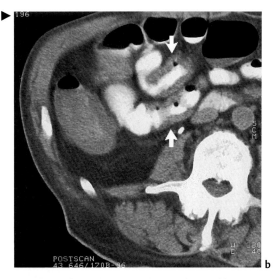

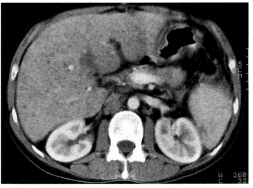

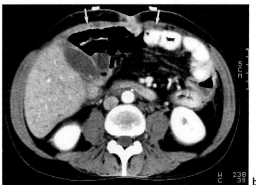

Abb. 5.**34 a, b** **Extraintestinale Tuberkulose im Abdomen**. 56jähriger Patient:
a In der CT zeigen sich nach der Kontrastmittelgabe multiple kleine hypodense intrahepatische Herde bei diffuser Durchsetzung des Organs mit tuberkulös-granulomatösen Herden.
b Verdickung des Omentum majus bei gleichzeitiger Peritonealtuberkulose (Pfeile).

Backwash-Ileitis

Eine *Beteiligung des terminalen Ileums bei der Colitis ulcerosa* wird als Backwash-Ileitis bezeichnet. Bei Patienten mit einer Manifestation im gesamten Kolon ist die Backwash-Ileitis in 75 % der Fälle zu finden. Die Genese dieser Dünndarmbeteiligung ist derzeit noch unklar. In der Regel kommt ihr keine die Therapie beeinflussende klinische Bedeutung zu.

Die Veränderungen lassen sich häufig bereits mit einem Kolonkontrasteinlauf sichern, sofern eine retrograde Kontrastmittelpassage der Bauhin-Klappe mit Darstellung des terminalen Ileums gelingt. Ist diese Darstellung nicht möglich oder ergeben sich ausgeprägte Überlagerungen des Ileums durch Kolonschlingen (Sigma), sollte mit einer Sellink-Untersuchung das Ausmaß der Dünndarmveränderungen gesichert werden. Typischerweise zeigt sich ein retikuläres Schleimhautmuster mit Verlust der Kerckring-Falten und glatten Konturen des weitgestellten Dünndarms (Abb. 5.**35**). Teilweise läßt sich die Bauhin-Klappe als anatomische Struktur nicht mehr darstellen, so daß ein freier Kontrastmittel- und Darminhaltfluß in beide Richtungen besteht.

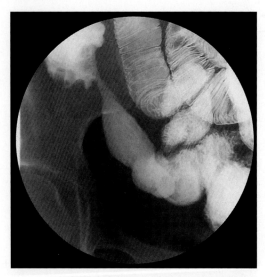

Abb. 5.35 Backwash-Ileitis. 44jährige Patientin mit bekannter Colitis ulcerosa im gesamten Kolon. Leicht weitgestelltes, strukturloses terminales Ileum. Zäkumhochstand als Folge einer narbigen Kolonschrumpfung im Rahmen der chronischen Entzündung.

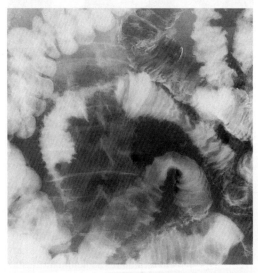

Abb. 5.36 Radiogene Enteropathie. 68jährige Patientin, operiertes und bestrahltes Endometriumkarzinom (46 Gy, nach Verkleinerung des Zielvolumens Dosisaufsättigung bis 60 Gy). Rezidivierende, kolikartige abdominale Schmerzen und Diarrhö. Darstellung von fixierten, z.T. stenosierten Schlingen im kleinen Becken mit irregulären Falten.

Strahlenenteritis

Aufgrund der hohen Zellteilungsrate des Dünndarmepithels gehört dieser Abschnitt des Intestinums zu den strahlensensiblen Geweben im menschlichen Körper. Patienten, die über ein Beckenfeld bestrahlt worden sind, müssen ab einer Dosis von 45 Gy mit der Entstehung einer Strahlenenteritis rechnen. Betroffen sind vor allem Patienten mit gynäkologischen Tumoren, Hodentumoren, Rektosigmoidkarzinomen und Lymphomen. Eine simultane oder vorangegangene Chemotherapie, chirurgische Eingriffe der Beckenregion sowie Dosisüberschneidungen bei einer kombinierten Strahlentherapie mit Radiumeinlage und perkutaner Bestrahlung erhöhen das Risiko.

Die akute radiogene Enteritis, die während einer Strahlentherapie auftritt, ist keine Indikation für eine Enteroklysmauntersuchung. Hier sind allenfalls funktionelle Phänomene wie Hypersekretion und -peristaltik, evtl. ein Faltenödem zu beobachten, Veränderungen also, die insgesamt unspezifisch sind. Bei der chronischen Strahlenenteropathie kommt es im Bereich des bestrahlten Darms und Mesenteriums zu einem histopathologisch nachweisbaren Gefäßschaden mit einer obliterierenden Vaskulopathie. Die Bariumstudie zeigt dann das Spektrum der ischämischen Darmerkrankung (Abb. 5.36) mit:

- Wandverdickung,
- Lumenreduktion mit Stenosen unterschiedlicher Länge,
- oberflächlichen Geschwüren auf verdickten Falten,
- narbigen Strikturen,
- Fixierung des Darms auf seiner mesenterialen Unterlage.

Durch die Anamnese und die Hinzuziehung der Therapieplanungsunterlagen mit den Feldgrenzen ist die differentialdiagnostische Abgrenzung gegenüber anderen Erkrankungen mit ähnlichen Enteroklysmabefunden möglich. Hierzu zählen die Darmischämie, intramurale Blutungen und Morbus Crohn.

Bei strahlentherapieinduzierter Obstruktion finden sich sonographisch und in der CT das narbig verengte Segment und die prästenotisch erweiterten, vermehrt flüssigkeitsgefüllten Darmschlingen (Abb. 5.37). Der Vorteil der Schnittbildverfahren liegt in der Differenzierungsmöglichkeit zwischen Strahlenenteropathie und Tumorrezidiv. Aszites, vergrößerte Lymphknoten und eine tumoröse

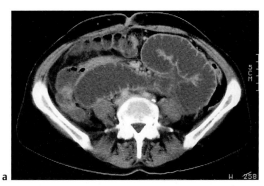

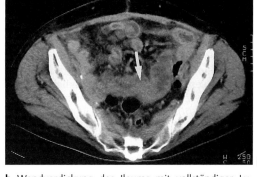

a
b

Abb. 5.37 a, b Chronische Strahlenenteritis mit narbiger Stenose und Ileus. 53jährige Patientin, Zustand nach Radiatio des kleinen Beckens bei Zervixkarzinom: **a** Deutlich erweiterte, flüssigkeitsgefüllte Dünndarmschlingen.

b Wandverdickung des Ileums mit vollständiger Lumenobstruktion (Pfeil).

Raumforderung im Mesenterium oder Peritoneum gelten als Rezidivzeichen. Im Fall der Strahlenenteritis lassen sich gelegentlich Verziehungen von Darmschlingen durch eine narbige Schrumpfung im Mesenterialansatz nachweisen.

Enteritis durch Parasiten, Bakterien, Viren und Pilze

Bakteriell bedingte Enteritiden manifestieren sich typischerweise als akute Diarrhö. Die Therapie erfolgt symptomatisch, wobei meist kein Erregernachweis erforderlich ist. Eine Röntgenuntersuchung ist hier nicht indiziert. Intestinale Mykosen sind selten. Sie treten gehäuft im Rahmen einer antibiotischen Therapie oder bei immungeschwächten Patienten auf. Typische Röntgenbildveränderungen gibt es hier nicht. Entzündliche Erkrankungen durch Parasitenbefall sind in Deutschland ebenfalls selten. Die interkontinentale Reisetätigkeit, die Zunahme von immunkompromittierenden Erkrankungen (AIDS) sowie die Immigration von Menschen aus Ländern mit einem niedrigen sozioökonomischen Status sind Faktoren, die zum Ansteigen der Inzidenz dieser Krankheitsgruppe führen.

Ascaris lumbricoides (Syn. Spulwurm). Der Spulwurm kommt in Ländern mit niedrigem Hygienestandard vor. Der erwachsene Spulwurm besiedelt vornehmlich das mittlere Jejunum und ist auf Übersichtsaufnahmen als transparenter Füllungsdefekt im Darmlumen zu erkennen. Bei der Bariumstudie (Abb. 5.**38**) läßt sich der Spulwurm

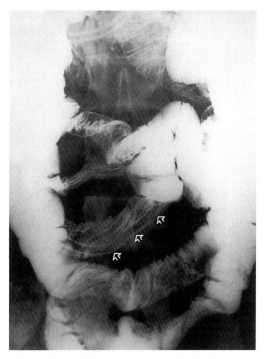

Abb. 5.38 Infektion mit Ascaris lumbricoides. 32jähriger Patient. Wurmbedingter longitudinaler Füllungsdefekt (Pfeile) mit zentraler Bariumlinie, die dem Intestinum des Wurms entspricht. Unauffälliges Dünndarmfaltenrelief.

als longitudinaler Füllungsdefekt abgrenzen, eine lineare Bariumspur innerhalb des Parasiten markiert dessen Intestinaltrakt. Askariden können Ursache von Obstruktion, Volvulus und Invagination sein.

Anisakis (Syn. Heringswurm). Der Heringswurm gerät durch den Verzehr von rohem Fisch in den menschlichen Verdauungstrakt. Die Wurmeier werden von Seevögeln und Meeressäugern ausgeschieden und von Seefischen mit dem Plankton aufgenommen. Der Nematode ist weniger als 1 cm lang und verursacht ein akutes Krankheitsbild mit Bauchkoliken. Röntgenologisch zeigt die Darmwand unspezifische Entzündungsmerkmale:

- Schleimhautödem,
- Wandverdickung,
- luminale Enge.

Sonographisch und in der CT kann in seltenen Fällen eine paraintestinale liquide Raumforderung nachgewiesen werden.

Ancylostoma (Syn. Hakenwurm). Die Infektion mit Ancylostoma erfolgt durch einen Larveneintritt in die Haut. Der Weg in den Dünndarm führt

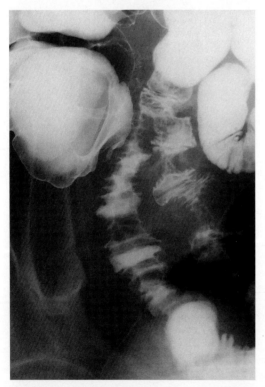

Abb. 5.39 Campylobacterenteritis. 52jährige Patientin mit kolikartigen Schmerzen im Unterbauch und Diarrhö, bakteriologische Diagnose durch Nachweis von Campylobacter jejuni im Stuhl. Funktionelle segmentale Stenosen bei gleichzeitiger Faltenschwellung im distalen Ileum, beschleunigte Dünndarmpassage.

über Leber, Herz und Lunge. Von hier erreichen die Larven die oberen Luftwege und werden mit dem Speichel verschluckt. Sie sammeln sich dann in der Dünndarmschleimhaut, verhaken sich dort und saugen Blut, so daß eine hypochrome, mikrozytäre Anämie entsteht. Im Röntgenbild imponiert eine Motilitätsstörung im oberen Dünndarm mit vermehrter Sekretion und Faltenschwellung. Der Nematode ist aufgrund seiner geringen Abmessungen (Länge 8–12 mm) nicht darstellbar.

Campylobacter jejuni. Hierbei handelt es sich um ein gramnegatives Bakterium, das nach oraler Aufnahme eine Enteritis mit Durchfall und krampfartigen Bauchschmerzen verursacht. Röntgenologisch besteht eine ausgeprägte Entzündungsreaktion am Dünndarm mit spastischer, segmentaler Engstellung und irregulärer Faltenschwellung (Abb. 5.**39**). Die intestinale Passage ist aufgrund der Hypermotilität deutlich beschleunigt.

Salmonellen. Bei der Entstehung bakterieller Entzündungsformen kommt den Salmonellen die größte Bedeutung zu. Der Erregernachweis erfolgt in Stuhlproben.

Staphylokokken. Ähnlich häufig ist die meist durch eine sommerliche Lebensmittelvergiftung hervorgerufene Staphylokokkenenteritis. Sie wird durch ein von den Bakterien gebildetes Exotoxin verursacht. Bakterielle Enteritiden führen zu Bauchschmerzen, Durchfall und Erbrechen. In der Sellink-Untersuchung imponiert ein unspezifisches Bild mit diffuser Faltenschwellung und den Zeichen einer Hypersekretion (Abb. 5.**40**). Auch mit den Schnittbildverfahren lassen sich nur unspezifische Veränderungen nachweisen. Häufig finden sich vermehrt flüssigkeitsgefüllte Darmschlingen ohne wesentliche Wandverdickung (Abb. 5.**41**).

Opportunistische Darminfektionen. Diese treten bei reduzierter körpereigener Infektabwehr auf. Betroffen sind immunsupprimierte Patienten nach einer Transplantation oder im Rahmen einer Chemotherapie. Seltener finden sich opportunistische Darminfektionen bei konsumierenden Erkrankungen oder Diabetes mellitus. Besonders häufig sind *HIV-infizierte Personen* betroffen, bei denen die opportunistische Infektion dann das *Stadium AIDS* definiert (Tab. 5.**4**).

Infektionen mit *Candida albicans* betreffen primär die Mundhöhle und den Ösophagus. Eine

Tabelle 5.**4**   Erregerspektrum bei AIDS-assoziierter Enteritis

Protozoen:
- Kryptosporidiose
- Isospora (Cystospora) belli

Viren:
- Zytomegalievirus

Bakterien:
- Mycobacterium avium intracellulare
- Mycobacterium tuberculosis

Opportunistische Infektionen durch:
- Candida albicans
- Herpes simplex
- Adenoviren, Rotaviren
- Entamoeba histolytica
- Giardia lamblia
- Campylobacter strongyloides

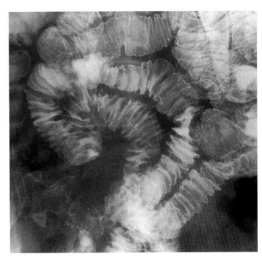

Abb. 5.**40**   **Enteritis**. 47jähriger Patient mit Diarrhöen. Unspezifische Dünndarmveränderungen mit Faltenverdickung, Hypersekretion und beschleunigter Passage.

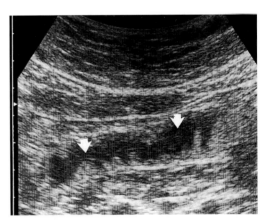

Abb. 5.**41**   **Enteritis**. 15jähriges Mädchen mit Diarrhö, kein Erregernachweis, Selbstlimitierung unter symptomatischer Therapie. Sonographischer Nachweis von vermehrt flüssigkeitsgefüllten Darmschlingen (Pfeile).

intestinale Kandidiasis kann in seltenen Fällen unter dem Bild einer nekrotisierenden Enterokolitis einen fatalen Verlauf nehmen.

Zytomegalievirusinfektionen führen bei Patienten mit AIDS meist zur Retinitis und Enteritis. Bei Homosexuellen finden sich Durchseuchungsraten bis zu 94 %, so daß die Reaktivierung einer latenten Zytomegalievirusinfektion im Rahmen der Störung der zellulären Abwehr angenommen wird. Klinisch dominieren Diarrhö, abdominale Schmerzen und Fieber. Mit der Dünndarmdoppelkontrastuntersuchung lassen sich ulzeröse Schleimhautläsionen, ödematös geschwollene wandstarre Darmsegmente, verdickte Schleimhautfalten und gelegentlich Fisteln nachweisen. Prädilektionsstelle ist die Ileozäkalregion. In der CT finden sich regelmäßig konzentrische Wandverdickungen in den betroffenen Darmanteilen, deren Ausmaß zwischen 10 und 30 mm schwankt. Zusätzlich lassen sich entzündliche Umgebungsreaktionen und vermehrte, normal große Lymphknoten nachweisen (Abb. 5.**42**). Bei Patienten mit AIDS kommt der CT eine große Bedeutung in der differentialdiagnostischen Abklärung der Zytomegalievirusenteritis zu anderen Darmerkrankungen zu. Insbesondere gilt es, die bei diesen Patienten ebenfalls häufig vorkommen Non-Hodgkin-Lymphome des Darms abzugrenzen.

Eine *Kryptosporidiose* des Dünndarms führt in der CT zu einer erheblich vermehrten Flüssigkeitsfüllung des Lumens. Die Darmwände sind im Gegensatz zur Zytomegalievirusinfektion jedoch nicht verdickt (Abb. 5.**43**). Eine weitere, gehäuft bei HIV-Patienten vorkommende intestinale My-

kose ist die Infektion mit *Isospora (Cystospora) belli*. Die Erkrankung führt zu einer generalisierten Darmwandverdickung mit einer deutlichen Distension der Darmschlingen in der Sellink-Untersuchung (Abb. 5.**44**). Begleitend finden sich unterschiedlich ausgeprägte Lumeneinengungen. Die intestinale Flüssigkeitsresorption ist vermindert, die Dünndarmpassage zeigt sich meist deutlich beschleunigt.

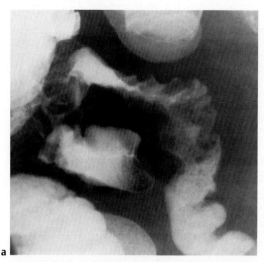

a

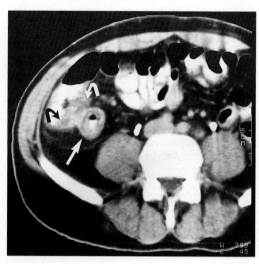

b

Abb. 5.**42 a, b   Intestinale Zytomegalievirusinfektion**. 41jähriger Patient mit AIDS:
a Zielaufnahme der Ileozäkalregion mit deutlicher Lumeneinengung des terminalen Ileums bei exzentrisch deformiertem Zäkalpol.

b Symmetrische Wandverdickung des terminalen Ileums (Pfeil) und exzentrische Verdickung des Zäkums (gebogene Pfeile).

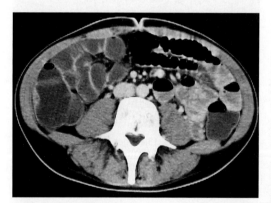

Abb. 5.**43 Kryptosporidiose des Dünndarms**. 32jähriger Patient mit AIDS. Dünn- und Dickdarmschlingen zeigen eine deutlich vermehrte Flüssigkeitsfüllung bei normaler Wanddicke.

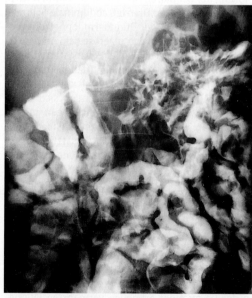

Abb. 5.**44   Intestinale Infektion mit Isospora (Cytospora) belli**. 36jähriger Patient mit AIDS. Unterschiedlich ausgeprägte Wandverdickung sämtlicher Dünndarmschlingen mit Distension der Darmsegmente und multiplen Lumeneinengungen.

Das *Mycobacterium avium intracellulare* ist ein häufiger Enteritiserreger bei Patienten mit AIDS. Im Enteroklysma findet sich eine unspezifische Passagebeschleunigung, gelegentlich begleitet von einer Verdickung der Kerckring-Falten. Computertomographisch lassen sich meist mäßig ausgeprägte Darmwandverdickungen nachweisen. Die mesenterialen Lymphknoten sind vermehrt und auf 10–20 mm vergrößert. Ihre Dichtewerte sind meist relativ niedrig (Abb. 5.**45**). Die Diagnose kann bei unklarem Ergebnis der Stuhluntersuchungen durch eine CT-gesteuerte Punktion eines vergrößerten Lymphknotens gesichert werden.

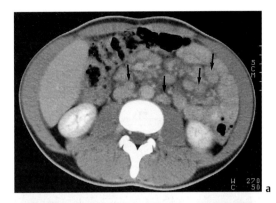

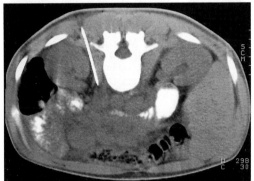

Abb. 5.**45 a, b Intestinale Infektion mit Mycobacterium avium intracellulare.** 29jähriger Patient mit AIDS und pulmonalem Kaposi-Sarkom:
a Multiple vergrößerte mesenteriale und retroperitoneale Lymphknoten (Pfeile).
b Von dorsal durchgeführte CT-gesteuerte Punktion eines retroperitonealen Lymphknotens (Patient in Bauchlage).

Appendizitis

Die akute Appendizitis wird klinisch diagnostiziert und umgehend operativ behandelt, hier ist eine Indikation zur Röntgenuntersuchung nicht gegeben. Das sog. Appendikogramm, eine ca. 6 Stunden nach oraler Gabe von Bariumsulfat angefertigte Röntgenaufnahme des unteren Abdomens, sollte nicht mehr durchgeführt werden, da eine fehlende Kontrastierung der Appendix auch bei nichtentzündlichen Wurmfortsätzen vorkommt. Allerdings ist die akute Appendizitis so gut wie ausgeschlossen, wenn eine komplette Bariumfüllung der Appendix vorliegt.

In der CT beobachtet man gelegentlich als Zufallsbefund eine Kontrastierung der gesunden Appendix (Abb. 5.**46**), während sich der gesunde Wurmfortsatz in der Sonographie nicht darstellt. Die Ultraschalluntersuchung erlaubt mit einer Sensitivität von über 90 % die Diagnose einer akuten Appendizitis. Dazu wird unter dosierter Kompression der rechte Unterbauch untersucht. Die Kompression führt zur Verdrängung der Dünndarmschlingen, der Inhalt der Bauchhöhle unter

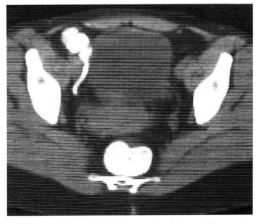

Abb. 5.**46 Normalbefund der Appedix.** 43jährige Patientin. Zufällige CT-Darstellung der kontrastmittelgefüllten Appendix nach vorangegangener rektaler Kontrastmittelgabe.

dem Schallkopf reduziert sich, so daß Zäkum, Appendix und terminales Ileum in das Nahfeld des Schallkopfs gelangen. Die entzündliche Appendix läßt sich auf diese Weise als tubuläre, flüssigkeitsgefüllte Struktur nachweisen, deren Durchmesser über 7 mm liegt. Gelegentlich findet sich ein Ap-

pendikolith innerhalb des Wurmfortsatzes. Dieser weist eine echoreiche Struktur mit dorsalem Schallschatten auf. Im sonographischen Querschnitt zeigt die akut entzündliche Appendix häufig ein targetförmiges Bild mit echoarmem Lumen (entzündliches Exsudat), echoreicher Schleimhautschwellung (Mukosa, Submukosa) und echoreichem äußeren Band (Tunica serosa). Ein Übergreifen der Entzündung auf die Umgebung (Periappendizitis) kann sich als echoarmer Saum um die Appendix manifestieren. Kommt es zur Perforation, so gehen Organkontur und Wandschichtung verloren. Die sonographische Diagnosestellung ist dann schwieriger. Perizäkale Flüssigkeitsansammlungen oder abgekapselte Abszesse weisen auf eine phlegmonöse Appendizitis bzw. einen perityphlitischen Abszeß hin.

In der CT läßt sich eine akute Appendizitis insbesondere bei einer entzündlichen Umgebungsreaktion nachweisen (Abb. 5.**47**). Aufgrund der typischen Klinik und der Zuverlässigkeit der Sonographie ist dieses Untersuchungsverfahren jedoch hier primär nicht indiziert.

Die chronische Appendizitis ist hingegen ein komplexes Krankheitsbild, das unter Einschluß des Ultraschalls der Abgrenzung gegenüber anderen Prozessen im rechten Unterbauch bedarf. Hierbei sind Enteroklysma, Sonographie und CT die Verfahren der Wahl. Mukozelen lassen sich im Sonogramm als echofreie, tubuläre Strukturen im rechten Unterbauch nachweisen. Im Gegensatz zur akuten Appendizitis ist die Wand nicht verdickt. In der CT manifestieren sich Mukozelen durch eine rundliche, dünnwandige, flüssigkeitsgefüllte Raumforderung im rechten Unterbauch (Abb.

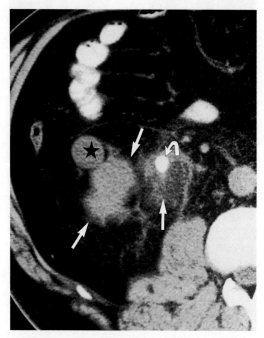

Abb. 5.**47** **Akute Appendizitis**. 28jährige Patientin mit Fieber und Schmerzen im rechten Unterbauch. Dilatierte, flüssigkeitsgefüllte Appendix (Stern) mit ausgeprägter phlegmonöser entzündlicher Umgebungsreaktion (Pfeile), Kotstein (gebogener Pfeil).

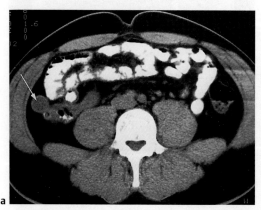

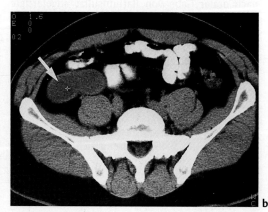

Abb. 5.**48 a, b** **Mukozele der Appendix**. 30jährige Patientin. Dilatierte und flüssigkeitsgefüllte Appendix (Pfeile). Keine akuten Entzündungszeichen bei scharfer

Randkontur und fehlender Flüssigkeitsimbibierung des umgebenden Fettgewebes.

5.**48**). Im Enteroklysma lassen sich perityphlitische Abszesse indirekt durch eine Verlagerung von Zäkum und terminalem Ileum nachweisen (Abb. 5.**49**). Zusätzlich kann das nach medial verlagerte terminale Ileum Merkmale einer übergreifenden Entzündung aufweisen:

* Faltenschwellung,
* irreguläre Außenkontur,
* Engstellung.

In der kontrastverstärkten CT (Abb. 5.**50**) ist der Abszeß als zentrale hypodense Weichteilstruktur mit Randenhancement ausgewiesen.

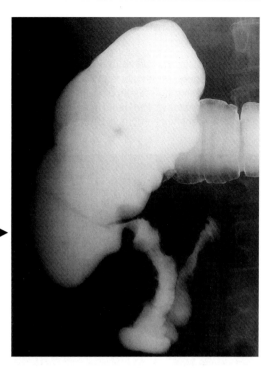

Abb. 5.**49** **Perityphlitischer Abszeß**. 24jährige Patientin mit Fieber und Schmerzen im rechten Unterbauch. Indirekter Abszeßhinweis durch das entzündlich veränderte, nach medial verlagerte terminale Ileum. ▶

Abb. 5.**50** **Gedeckt perforierte Appendix mit phlegmonöser Entzündung**. 44jähriger Patient mit Schmerzen im rechten Unterbauch, Abwehrspannung und Leukozytose. Flächenhafte, von der Ileozäkalregion ausgehende Entzündung unter Einbeziehung des M. iliopsoas rechts.
▼

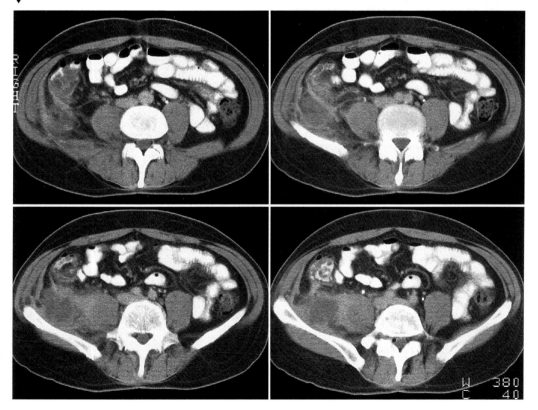

Sekundäre Dünndarmentzündungen

Sekundäre Dünndarmentzündungen entstehen durch das Übergreifen einer entzündlichen Abdominalerkrankung auf das Intestinum. Hier ist vor allem die *exsudative Pankreatitis* zu nennen. Bei schweren Krankheitsverläufen können die primär retroperitoneal gelegenen Nekrosestraßen über den Mesenterialstiel die Dünndarmschlingen erreichen und zu Wandverdickungen führen (Abb. 5.**51**).

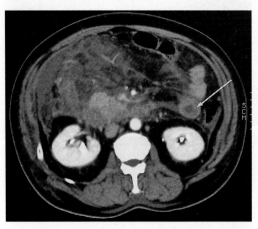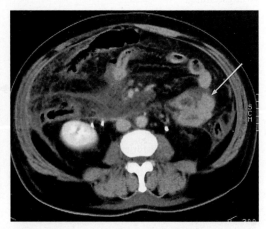

Abb. 5.**51 a, b Nekrotisierende Pankreatitis**. 26jähriger Patient. Übergreifen der retroperitonealen, vom Pankreas ausgehenden Entzündung auf Dünndarm-schlingen im linken Unterbauch (Pfeile). Ausgedehnte Exsudatstraßen im mesenterialen Fettgewebe.

Literatur

Actis, G.C., A. Ottobrelli, B. Lavezzo, V. Modena, et al.: Recurrent necroinflammatory disease of multiple organs and colon. Systemic presentation of inflammatory bowel disease or gut involvement during systemic disorder. Dig. Dis. Sci. 41 (1996) 2100–2105

Balthazar, E.J.: CT of the gastrointestinal tract: principles and interpretation. Amer. J. Roentgenol. 156 (1991) 23–32

Balthazar, E.J., J. Stern: Necrotizing candida enterocolitis in AIDS: CT features. J. Comput. assist. Tomogr. 18 (1994) 298–300

Balthazar, E.J., R. Gordon, D.H. Hulnick: Abdominal tuberculosis: CT and radiologic evaluation. Amer. J. Roentgenol. 154 (1990) 499–503

Balthazar, E.J., A.J. Megibow, S.E. Siegel, B.A. Birnbaum: Appendicitis: prospective evaluation with high-resolution CT. Radiology 180 (1991) 21–24

Balthazar, E.J., B.A. Birnbaum, J. Yee, A.J. Megibow, J. Roshkow, C. Gray: Acute appendicitis: CT and US correlation in 100 patients. Radiology 190 (1994) 31–35

Bargallo, N., C. Nicolau, P. Luburich, C. Ayuso, C. Cardenal, F. Gimeno: Intestinal tuberculosis in AIDS. Gastrointest. Radiol. 17 (1992) 115–118

Beyer, D., O.R. Rieger, C. Kaiser, I. Schramm, S. Horsch: Sonographie bei Verdacht auf Appendizitis: Wende in Diagnostik und Therapie? Ergebnisse einer prospektiven Studie an 669 Patienten. Fortschr. Röntgenstr. 152 (1990) 510–515

Bozkurt, T., F. Richter, G. Lux: Ultrasonography as a primary diagnostic tool in patients with inflammatory disease and tumors of the small intestine and large bowel. J. clin. Ultrasound 22 (1994) 85–91

Carlson, A.J.C.: Perspective: the small-bowel examination in the diagnosis of Crohn's disease. Amer. J. Roentgenol. 147 (1986) 63–65

Caroline, D.F., A.C. Friedman: The radiology of inflammatory bowel disease. Med. Clin. N. Amer. 78 (1994) 1353–1385

Chernish, S.M., D.D.T. Maglinte, K. O'Connor: Evaluation of the small intestine by enteroclysis for Crohn's disease. Amer J. Gastroenterol. 87 (1992) 696–701

Clautice-Engle, T., R.B. Jeffrey Jr., K.C. Li, R.A. Barth: Power Doppler imaging of focal lesions of the gastrointestinal tract: comparison with conventional color Doppler imaging. J. Ultrasound Med. 15 (1996) 63–66

Crohn, B.B., L. Ginzberg, G.D. Oppenheimer: Regional ileitis. A pathologic and clinical entity. J. Amer. med. Ass. 99 (1932) 1323–1329

Demaerel, Ph., E. Ponette, F. Lacquet, L. Verbist, P. Rutgeerts, A.L. Baert: The role of radiology in campylobacter enterocolitis. Fortsch. Röntgenstr. 150 (1989) 551–555

Desai, R.K., J.R. Tagliabue, S.A. Wegryn, D.M. Einstein: CT evaluation of the wall thickening in the alimentary tract. Radiographics 11 (1991) 771–783

Dijkstra, J., J.W. Reeders, G.N. Tytgat: Idiopathic inflammatory bowel disease: endoscopic-radiologic correlation. Radiology 197 (1995) 369–375

Dux, M., T. Roeren, C. Kuntz, G.M. Richter, G.W. Kauffmann: Die kolorektale Hydrosonographie zur Diagnostik von tumorösen und entzündlichen Dickdarmerkrankungen. Ultraschall in Med. 17 (1996) 266–273

Ekberg, O., B. Sjöström, F. Brahme: Radiological findings in Yersinia ileitis. Radiology 123 (1977) 15–19

Ekberg, O., F.T. Fork, J. Hildell: Predictive value of small bowel radiography for recurrent Crohn's disease. Amer. J. Roentgenol. 135 (1980) 1051–1055

Engelbrecht, V.: CT-Diagnostik entzündlicher Darmerkrankungen. Medizin im Bild 2 (1995) 27–32

Engelbrecht, V., G. Grützner, S. Mauss, R. Schonlau, U. Mödder: Zytomegalievirusinfektion des Intestinaltraktes. Computertomographische Befunde bei AIDS Patienten. Radiologe 34 (1994) 88–93

Faure, C., N. Belarbi, J.F. Mougenot, M. Besnard, et al.:Ultrasonographic assessment of inflammatory bowel disease in children: comparison with ileocolonoscopy. J. Pediat. 130 (1997) 147–151

Forbes, A., N.G. Reading: Review article: the risks of malignancy from either immunosuppression or diagnostic radiation in inflammatory bowel disease. Aliment. Pharmacol. Ther. 9 (1995) 465–470

Gardiner, G.A.: „Backwash Ileitis" with pseudopolyposis. Amer. J. Roentgenol. 129 (1977) 506–507

Goldberg, H.I., K.M. Gore, A.R. Margulis, A.A. Moss, F.L. Baker: Computed tomography in the evaluation of Crohn disease. Amer. J. Roentgenol. 140 (1983) 277–282

Gore, R.M.: CT of inflammatory bowel disease. Radiol. Clin. N. Amer. 27 (1989) 717–729

Hamrick-Turner, J.E., M.V. Chiechi, P.R. Ros: Neoplastic and inflammatory processes of the peritoneum, omentum, and mesentery: Diagnosis with CT. Radiographics 12 (1992) 1051–1068

Hata, J., K. Haruma, K. Suenaga, M. Yoshihara, et al.: Ultrasonographic assessment of inflammatory bowel disease. Amer. J. Gastroenterol. 87 (1992) 443–447

Herlinger, H.: The small bowel enema and the diagnosis of Crohn's disease. Radiol. Clin. N. Amer. 20 (1982) 721–742

Jabra, A.A., E.K. Fishman, G.A. Taylor: CT findings in inflammatory bowel disease in children. Amer. J. Roentgenol. 162 (1994) 975–979

Jeffrey, R.B. jr., F.C. Laing, F.R. Lewis, R.R. Townsend: Acute appendicitis. Sonographic criteria on 250 cases. Radiology 167 (1988) 327–329

Jobling, J.C., K.J. Lindley, Y. Yousef, I. Gordon, P.J. Milla: Investigating inflammatory bowel disease–white cell scanning, radiology, and colonoscopy. Arch. Dis. Childh. 74 (1996) 22–26

Kimmey, M.B., K.Y. Wang, R.C. Haggitt, L.A. Mack, F.E. Silverstein: Diagnosis of inflammatory bowel disease with ultrasound. An in vitro study. Invest. Radiol. 25 (1990) 1085–1090

Klein, H.M., B. Wein, G. Adam, D. Ruppert, R.W. Günther: Computertomographische Morphologie von Morbus Crohn und Colitis ulcerosa. Fortschr. Röntgenstr. 163 (1995) 9–15

Langer, J.E., B.J. Dinsmore: Computed tomographic evaluation of benign and inflammatroy disorders of the female pelvis. Radiol. Clin. N. Amer. 30 (1992) 831–842

Lim, J.H:, Y.T. Ko, D.H. Lee, J.W. Lim, T.H. Kim: Sonography of inflammatory bowel disease: findings and value in differential diagnosis. Amer. J. Roentgenol. 163 (1994) 343–347

Limberg, B.: Diagnose von Dickdarmtumoren und chronisch entzündlichen Dickdarmerkrankungen durch Hydrokolonsonographie. Radiologe 33 (1993) 407–411

Meyers, M.A., P.V. Mc Guire: Spiral CT demonstration of hypervascularity in Crohn disease: vascular jejunization of the ileum or the comb sign. Abdom. Imaging 20 (1995) 327–332

Muldowney, S.M., D.M. Balfe, A. Hammerman, M.R. Wick: Acute fat deposition in bowel wall submucosa: CT appearance. J. Comput. assist. Tomogr. 19 (1995) 390–393

Nakano, H., E. Jaramillo, M. Watanabe, I. Miyachi, K. Takahama: Intestinal tuberculosis: findings on double contrast barium enema. Gastrointest. Radiol. 17 (1992) 108–114

Nelson, R.L.: Diagnostic techniques in inflammatory bowel disease. Surg. Clin. N. Amer. (1993) 879–90

Nolan, D.J., N.C. Gourtsoyiannis: Crohn's disease of the small intestine: a review of the radiological appearances in 100 consecutive patients examined by a barium infusion technique. Semin. Radiol. 31 (1980) 597–603

Quillin, S.P., M.J. Siegel: Gastrointestinal inflammation in children: color Doppler ultrasonography. J. Ultrasound Med. 13 (1994) 751–756

Radin, D.R.: Intraabdominal mycobacterium tuberculosis vs mycobacterium avium-intracellulare infections in patients with AIDS: distinction based on CT findings. Amer J. Roentgenol. 156 (1991) 487–491

Radin, R.: HIV infection: analysis in 259 consecutive patients with abnormal abdominal CT findings. Radiology 197 (1995) 712–722

Rioux, M., J. Gagnon: Imaging modalities in the puzzling world of inflammatory bowel disease. Abdom. Imag. 22 18997) 173–174

Rogers, L.F., H.M. Goldstein: Roentgen manifestation of radiation injury to the gastrointestinal tract. Gastrointest. Radiol. 2 (1977) 281–291

Siegel, M.J., J.A. Friedland, C.F. Hildebolt: Bowel wall thickening in children: differentiation with US. Radiology 203 (1997) 631–635

Solvig, J., O. Ekberg, S. Lindgren, C.H. Floren, P. Nilsson: Ultrasound examination of the small bowel: comparison with enteroclysis in patients with Crohn disease. Abdom. Imag. 20 (1995) 323–326

Squires, R.H. Jr.: Assessment of inflammatory bowel disease: J. Pediat. 130 (1997) 10–12

Trott, K.R.: Radiation risks from imaging of intestinal and abdominal inflammation. Scand. J. Gastroenterol. 203, Suppl. (1994) 43–47

Van Outryve, M.: Endoscopic ultrasonography in inflammatory bowel disease, paracolorectal inflammatory pathology, and extramural abnormalities. Gastrointest. Endosc. Clin. N. Amer. 5 (1995) 861–867

Weissberg, D.L., R.N. Berk: Ascariasis of the gastrointestinal tract. Gastrointest. Radiol. 3 (1978) 415–418

6 Vaskuläre Erkrankungen

Durchblutungsstörungen

Zu den Symptomen der *chronischen Angina abdominalis* zählen postprandiale Schmerzen, Angst vor der Nahrungsaufnahme aufgrund der erwarteten Schmerzen, Gewichtsverlust und Malabsorption. *Akute Darmdurchblutungsstörungen* sind schwer zu diagnostizieren. Am häufigsten führen sie zum Bild des *akuten Abdomens*, dessen Ursache klinisch anfänglich unklar erscheint. Fehldiagnosen bei einem durch eine Darmischämie verursachten akuten Abdomen sind:

- akute Pankreatitis,
- akute Cholezystitis,
- obstruktionsbedingter Ileus.

Eine frühe Diagnosestellung mit rascher Laparotomie und Teilresektion des Darms ist für das Überleben des Patienten wichtig, da die Mortalität rasch ansteigt, wenn die korrekte Diagnose nicht innerhalb der ersten 12 Stunden nach Beginn der Symptomatik gestellt wurde. Bei der Mehrzahl der Patienten, die aufgrund eines akuten Darminfarkts operiert werden, findet sich ursächlich ein arterio-sklerotischer oder embolischer Verschluß des Hauptstamms oder eines Asts der A. mesenterica superior. An zweiter Stelle liegt die venöse Thrombose im Stromgebiet der V. mesenterica superior. Seltene Ischämieursachen umfassen fibromuskuläre Dysplasie, Vaskulitis, Gefäßdissektion oder längerfristige Einnahme von vasokonstriktorisch wirkenden Medikamenten. Hier sind besonders ergotaminhaltige Kreislauf- und Migränepräparate zu nennen.

Diagnostik

Abdomenübersichtsaufnahme. Bei chronischen Darmischämien finden sich auf der Abdomenübersichtsaufnahme keine richtungweisenden Veränderungen. Häufig ist das Kolon meteoristisch gebläht, zusätzlich lassen sich vielfach auch intraluminale Luftansammlungen im Dünndarm nachweisen. Begleitende Passagestörungen führen zu Spiegelbildungen. Bei akuten Durchblutungsstörungen findet sich im Fall einer Darmischämie zunächst ein Ödem der Dünndarmwand mit Ein-

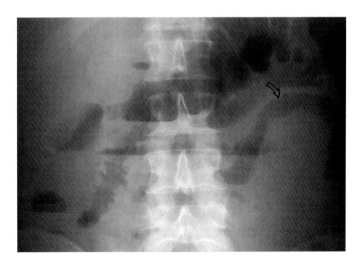

Abb. 6.**1   Intestinale Ischämie.** 67jährige Patientin mit abdominalen Schmerzen. Abdomenübersichtsaufnahme im Stehen mit wandverdicktem, engem Dünndarmsegment im linken Mittelbauch. Angedeutetes ödembedingtes Daumendruckphänomen (Pfeil). Meteoristisch geblähtes Kolon, einzelne Spiegelbildungen.

engung des Lumens und Verdickung der Kerckring-Falten. Die Abdomenübersichtsaufnahme (Abb. 6.**1**) dokumentiert steife, fahrradschlauchartige Schlingen, die aufgrund des Wandödems distanziert sind. Die Darminnenkontur kann ein unregelmäßiges Relief zeigen, das Daumenabdrücken (thump prints) ähnelt. Eine fortgeschrittene Darmgangrän führt zu intramuralen Luftansammlungen mit Abbildung von zahlreichen kleinen, innerhalb der Darmwände gelegenen Luftbläschen auf den Abdomenübersichtsaufnah-

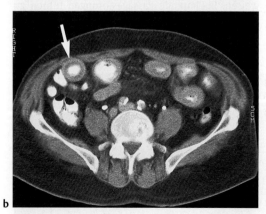

a

b

Abb. 6.**2 a, b**   **Subakute arterielle intestinale Ischämie**. 53jähriger Patient mit abdominalen Schmerzen und bekannter peripherer arterieller Verschlußkrankheit:
a Separiertes Ileumsegment im rechten Unterbauch mit grober Faltenschwellung (stack of coins).
b Wandverdickung in der CT mit hypodenser Innenschicht (Pfeil), unauffälliges Mesenterium.

men. Zu diesem Zeitpunkt liegt meist das Vollbild eines paralytischen Dünndarmileus vor. Präfinal kommt es zu Luftansammlungen in den Mesenterial- und den Portalvenen der Leber.

Sellink-Untersuchung. Ein akutes Abdomen stellt eine absolute Kontraindikation für eine Dünndarmdoppelkontrastuntersuchung dar. Dieses Untersuchungsverfahren kommt deshalb nur bei subakuten oder chronischen Darmdurchblutungsstörungen zur Anwendung. Auch hier bringt es aufgrund der relativ unspezifischen Veränderungen kaum einen diagnostischen Gewinn und blockiert u.U. für mehrere Tage die Durchführung der diagnostisch wertvolleren Angiographie. Sellink-Untersuchungen bei Patienten mit Dünndarmdurchblutungsstörungen werden deshalb fast ausschließlich unter anderen Verdachtsdiagnosen angefertigt. An radiologischen Veränderungen bei der subakuten Dünndarmischämie finden sich:

- Wandverdickung, Faltenschwellung,
- mittelgradige Lumeneinengung,
- allgemeine Hypoperistaltik.

Die z.T. eng beieinanderliegenden geschwollenen Falten (Abb. 6.**2**) ähneln dem Bild gestapelter Münzen (*stack of coins*).

Bei einer langandauernden, chronischen arteriellen Darmischämie zeigt die Enteroklysmauntersuchung strukturlose, starre Segmente mit fehlenden Kerckring-Falten (Abb. 6.**3**). Ulzerationen kommen vor, der befallene Darmabschnitt ist meist mittelgradig, selten auch hochgradig stenosiert (Abb. 6.**4**). Benachbarte Schlingen sind separiert, weil sich der Mesenterialansatz narbig verkürzt. Anfang und Ende des ischämischen Segments grenzen abrupt an den normalen Darm.

Sonographie. Bei Dünndarmdurchblutungsstörungen lassen sich sonographisch ödematöse Wandverdickungen und die im Rahmen von funktionellen Passagestörungen auftretenden intraluminalen Flüssigkeitsansammlungen nachweisen. Proximale Gefäßverschlüsse der Viszeralarterien sind in der farbkodierten Duplexsonographie bei guten Untersuchungsbedingungen erkennbar, weiter distal gelegene Gefäßveränderungen lassen sich meist nicht diagnostizieren. Aufgrund des häufig bei Darmdurchblutungsstörungen vorliegenden Meteorismus ist die Aussagekraft der Sonographie vielfach eingeschränkt.

Abb. 6.**3 a–c   Darmgangrän bei intestinaler Ischämie.** 80jährige Patientin mit rasch progredientem akuten Abdomen:
a Strukturloser Dünndarm auf der Abdomenübersichtsaufnahme im rechten Unterbauch.
b Aperistaltisches Ileum mit Nachweis einer gedeckten mesenterialen Perforation (Pfeil).
c CT mit Zeichen der Blutung in die Mesenterialwurzel, der Pfeil markiert die Perforation. Klinisch rasch deletärer Verlauf.

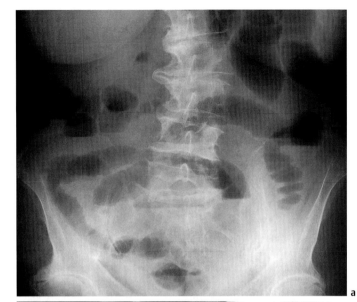

a

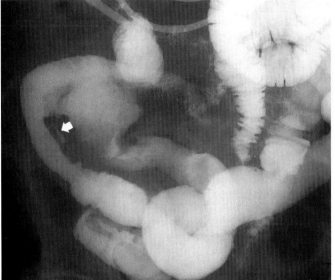

b

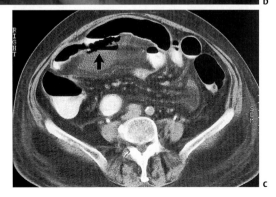

c

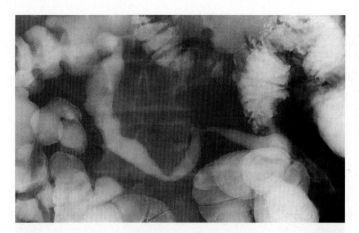

Abb. 6.4   Ileumstenose bei chronischer intestinaler Ischämie. 62jährige Patientin mit chronischen postprandialen Schmerzen und Gewichtsverlust bei verminderter Nahrungsaufnahme. Langstreckige wandverdickte Ileumstenose mit Faltenverlust. Histologisch ergab sich nach Dünndarmteilresektion eine Fibrose aller Wandschichten bei subakut verlaufender Mesenterialarterienembolie.

CT. Die CT-morphologischen Veränderungen im Fall einer Darmischämie sind variabel, sie hängen von Ursache, Schweregrad und Dauer der Darmdurchblutungsstörung ab. Vergleichende Studien mit der Angiographie zur Überprüfung der Wertigkeit der CT bei Darmischämien liegen nicht vor. In prospektiven CT-Studien von Patienten mit operativ gesicherten Darmischämien konnte die Diagnose nur in 26–50 % der Fälle gestellt werden. Da die CT bei Patienten mit Darmdurchblutungsstörungen häufig zu einem Zeitpunkt durchgeführt wird, zu dem die Ursache der abdominalen Beschwerden noch unklar ist, sollte bei CT-Untersuchungen mit unklarer Symptomatik besonders sorgfältig auf Zeichen einer Darmischämie geachtet werden. Dabei sind die Veränderungen bei chronischen Darmdurchblutungsstörungen zunächst als unspezifisch anzusehen. Ähnlich wie bei der Sonographie lassen sich gelegentlich ödematöse Wandverdickungen und Zeichen einer funktionellen Passagestörung nachweisen. Verkalkungen der Mesenterialgefäße sind auch bei fortgeschrittener Arteriosklerose selten. Gelegentlich lassen sich solche Verkalkungen im Nativ-CT nachweisen (Abb. 6.**5**). Bei bolusförmiger Kontrastmittelgabe ist die Durchgängigkeit des proximalen Anteils von Truncus coeliacus und A. mesenterica superior gut zu beurteilen. Insbesondere nach bolusförmiger Kontrastmittelgabe zeigt sich bei einem Gefäßverschluß ein fehlender Dichteanstieg im Gefäß (Abb. 6.**6**). Bei chronischen Gefäßverschlüssen lassen sich die orthograd getroffenen Kollateralgefäße als kontrastmitteldichte Punkte erkennen (Abb. 6.**7**). Da die Dünndarmwand nach intravenöser Kontrastmittelgabe ein kräftiges Enhancement aufweist, sind ischämische Darmschlingen gelegentlich als Abschnitte mit geringerem Kontrastmittelenhancement nachweisbar.

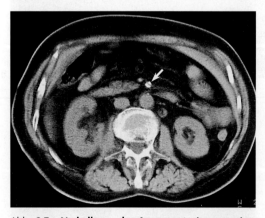

Abb. 6.5   Verkalkung der A. mesenterica superior. 72jährige Patientin. In der Nativ-CT zufälliger Nachweis der Gefäßverkalkungen (Pfeil).

Abb. 6.7 a–d   Chronische Darmischämie bei Verschluß der A. mesenterica superior. 58jähriger Patient mit rezidivierenden Bauchschmerzen und Gewichtsverlust:
a Ileussituation mit deutlich erweiterten, flüssigkeitsgefüllten Darmschlingen.
b Fehlende Kontrastierung der A. mesenterica superior, Kontrastierung von zahlreichen, orthograd getroffenen Kollateralgefäßen (Pfeil).
c Aortographie mit Kontrastierung des Kollateralnetzes (Pfeil). Untere Polarterie der linken Niere (offener Pfeil).
d Angiographische Spätphase mit Darstellung eines Kollateralgefäßes (Pfeil) aus dem Stromgebiet der A. iliaca interna, das zu einer Mesenterialarterie führt (gebogener Pfeil).

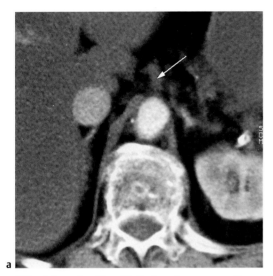

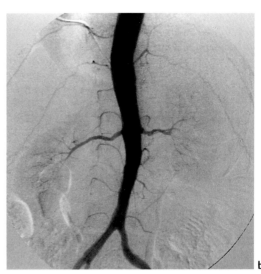

Abb. 6.**6 a, b Verschluß des Truncus coeliacus**.
64jähriger Patient mit akuter abdominaler Symptomatik:
a Fehlende Kontrastierung des Truncus coeliacus (Pfeil) in der Bolus-CT bei kräftigem Enhancement von Aorta und Hohlvene.

b Aortographie mit fehlender Kontrastierung sämtlicher unpaarer Viszeralgefäße, Nierenarterienstenose links. Operative Bestätigung einer vorbestehenden Arteriosklerose der Viszeralgefäße mit akutem Trunkusverschluß.

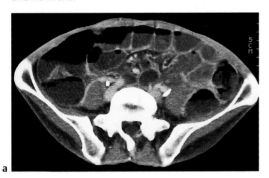

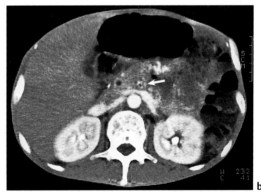

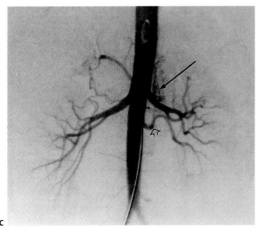

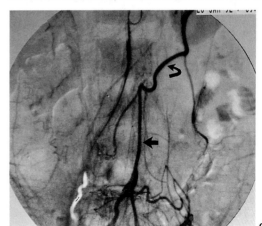

Abb. 6.**7 a–d**

Akute Thrombosen der V. mesenterica superior führen zu einer vermehrten Flüssigkeitsimbibierung des mesenterialen Fettgewebes, der Darm ist ödematös geschwollen, häufig liegt ein Aszites vor. Ein Thrombus im Hauptstamm des Gefäßes ist nach Kontrastmittelgabe als umflossene Kontrastmittelaussparung zu erkennen (Abb. 6.**8**). Die Kombination eines Thrombus in der V. mesenterica superior mit Darmwandverdickungen auf 12 bis 15 mm und einer inhomogenen Wanddichte soll verdächtig auf das Vorliegen einer hämorrhagischen Darminfarzierung sein. Ursache der Wandveränderungen sind Einblutungen und ödematöse Flüssigkeitseinlagerungen (Abb. 6.**9**).

Die akute Darmgangrän, meist verursacht durch einen akuten Verschluß der A. mesenterica superior, führt in der CT zunächst zur ödematösen Schwellung des nekrotisierenden Darmsegments.

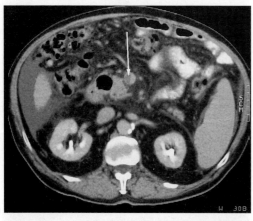

a

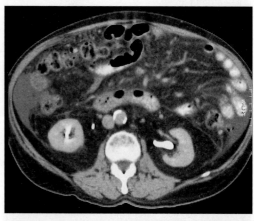

b

Abb. 6.8 a, b Akute Mesenterialvenenthrombose.
67jährige Patientin:
a Thrombusbedingte Kontrastmittelaussparung (Pfeil) in der V. mesenterica superior nach i.v. Kontrastmittelgabe.

b Stauungsbedingte Flüssigkeitsimbibierung des mesenterialen Fettgewebes, erweiterte Venen, Aszites.

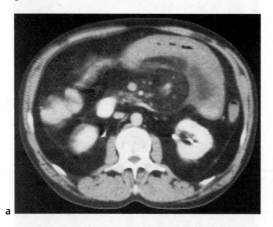

a

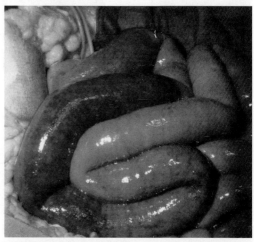

b

Abb. 6.9 a, b Hämorrhagische Dünndarminfarzierung bei peripherer Mesenterialvenenthrombose.
73jährige Patientin mit akutem Abdomen:
a Deutliche Dünndarmwandverdickung mit Lumeneinengung, Dichtezunahme des mesenterialen Fettgewebes.

b Operationssitus: Blau-rot verfärbter Darm. Hämorrhagische Infarzierung von Dünndarm und Mesenterium bei Thrombosierung von Mesenterialvenen.

Polyposen

Polypen sind makroskopisch erkennbare Gewebsvermehrungen, die sich über das Schleimhautniveau erheben und damit in das Darmlumen hineinragen. Unterschieden wird zwischen Adenomen, Hamartomen und hyperplastischen, entzündlichen Polypen. Bei den seltenen familiären Polyposesyndromen handelt es sich um genetisch bedingte Krankheiten mit multiplen hamartomatösen Polypen im Gastrointestinaltrakt. Eine Unterscheidung der einzelnen Syndrome anhand der röntgenologischen Dünndarmbefunde ist nicht möglich. Die Sellink-Untersuchung erfolgt überwiegend, um das Ausmaß der Dünndarmbeteiligung zu ermitteln. Vielfach liegt zum Untersuchungszeitpunkt die aufgrund der genetischen Anamnese und einer bioptischen Histologiebestimmung durchgeführte Zuordnung zu einer Polypose bereits vor.

Die Polypose wird klinisch bedeutsam, wenn Komplikationen in Form von einer

- Blutung,
- Obstruktion,
- malignen Entartung

auftreten.

Peutz-Jeghers-Syndrom. Diese autosomal dominant vererbbare Krankheit führt zu hamartomatösen Polypen im Gastrointestinaltrakt und zu Melaninflecken an den Lippen und der Mundschleimhaut. Sichere Hinweise auf eine Tendenz zur malignen Entartung der Peutz-Jeghers-Polypen liegen nicht vor, es gibt jedoch Mitteilungen über Familien, bei denen gehäuft extraintestinale Karzinome vorkommen (Pankreas, Mamma, Lunge, Uterus, Ovar). Klinisch stehen kolikartige Bauchschmerzen auf dem Boden einer Obstruktion oder Intussuszeption und Hämorrhagien im Vordergrund. Selten kommt es zur Stieldrehung der Polypen mit hämorrhagischer Infarzierung. Im Verdauungstrakt ist der Dünndarm die häufigste Lokalisation.

Juvenile Polypose. Prädilektionsort der hamartomatösen Polypen bei dieser Gruppe von Erkrankungen ist das Kolon, betroffen sind überwiegend Kinder und Jugendliche. Der Erbgang ist variabel, er soll vom Alter und Polyposistyp abhängen. Die Unterscheidung zwischen folgenden 3 Unterformen ist für den Radiologen nicht möglich:

- juvenile Polypose bei Kindern,
- juvenile Polypose des Kolons,
- generalisierte juvenile gastrointestinale Polypose mit dominantem Erbgang.

Familiäre adenomatöse Polypose. Die autosomal dominant vererbte Krankheit führt zu Adenomen im Gastrointestinaltrakt. Dünndarm und Magen sind weniger häufig betroffen als der Dickdarm. Bestehen gleichzeitig mesenchymale Veränderungen wie Osteome und Epidermoidzysten, so liegt ein *Gardner-Syndrom* vor. Bei dieser Erkrankung muß insbesondere das Duodenum sorgfältig untersucht werden, da hier gehäuft periampulläre Karzinome vorkommen. Das Entartungsrisiko der Polypen beträgt bei der familiären adenomatösen Polypose nahezu 100 %, so daß ab dem 10. Lebensjahr Vorsorgeuntersuchungen durchgeführt werden. Die Proktokolektomie kann die Karzinomentstehung verhindern.

Cronkhite-Canada-Syndrom. Diese generalisierte Polypose des Magen-Darm-Trakts manifestiert sich nach dem 50. Lebensjahr. Begleitend liegen auffällige ektodermale Veränderungen an den Fingernägeln, der Haut und den Haaren mit bräunlicher Hyperpigmentierung und Alopezie vor. Hierbei handelt es sich um keine Erbkrankheit, eine Neigung der Polypen zur malignen Entartung besteht nicht. Diarrhö, abdominale Schmerzen und Anämie stehen im Vordergrund. Die Patienten sind durch hohe intestinale Eiweiß- und Elektrolytverluste gefährdet.

Cowden-Syndrom. Patienten mit dieser sehr seltenen, autosomal dominant vererbten Polypose weisen neben der intestinalen Polypose dermatologische Veränderungen auf. Gleichzeitig kommt es zu fibrozystischen und karzinomatösen Alterationen der Mamma und der Schilddrüse.

Turcot-Syndrom. Beim autosomal rezessiven Erbgang führt diese Erkrankung zu einer überwiegenden Polypose der Kolons. Die Besonderheit liegt im gleichzeitigen Vorkommen von Tumoren des ZNS, an denen Patienten in der Regel sterben.

Röntgendiagnostik. Das Enteroklysma dient zur Feststellung von Größe, Zahl, Morphologie und Lokalisation der Polypen sowie zur Operationsplanung bei Komplikationen. Typischerweise finden sich multiple, polypbedingte Kontrastmittelaussparungen (Abb. 4.**36** u. 4.**37**). Sonographisch und mit der CT lassen sich Polypen nur in Ausnahmefällen nachweisen.

Im weiteren Verlauf kommt es zu intramuralen Luftansammlungen (Abb. 6.**10**), die mit der CT besser als auf der Abdomenübersichtsaufnahme nachweisbar sind. Diese Pneumatosis intestinalis ist jedoch nicht pathognomonisch für eine Darmgangrän, da entsprechende Luftbläschen auch bei infektiöser Kolitis, bei Morbus Crohn, nach Dünndarmresektionen und bei chronisch obstruktiven Lungenerkrankungen nachgewiesen wurden. Un-

ter Berücksichtigung der klinischen Symptomatik der meist schwerstkranken Patienten gelingt die Abgrenzung der Darmgangrän von diesen Erkrankungen meist problemlos. Das weitere Fortschreiten der Darmgangrän führt zu Luftansammlungen in den Mesenterialvenen und im Pfortadersystem, die sich computertomographisch gut erkennen lassen (Abb. 6.**11**).

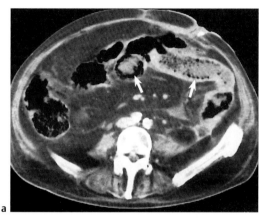
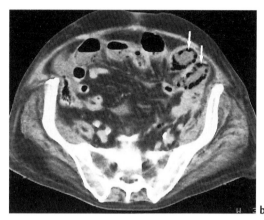

Abb. 6.**10 a, b   Ischämische Darmgangrän**. 74jähriger Patient mit kardialen Embolien. Wandverdickung der betroffenen Darmschlingen mit multiplen intramuralen Luftbläschen (Pfeile).

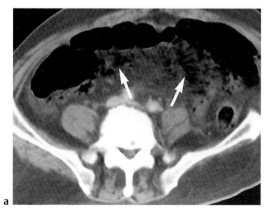
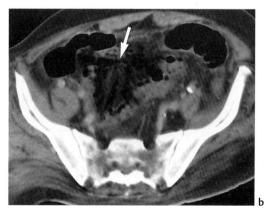

Abb. 6.**11 a, b   Ischämische Darmgangrän**. 68jähriger Patient. Als Zeichen der fortgeschrittenen Gangrän Nachweis von streifenförmigen Luftansammlungen in den Mesenterialvenen. Autoptisch langstreckige Dünndarmgangrän bei Verschluß der A. mesenterica superior (Pfeile).

Angiographie. Die intraarterielle Angiographie mit selektiver Darstellung der Stromgebiete der unpaaren Viszeralarterien ist das wichtigste Untersuchungsverfahren zur Sicherung einer Dünndarmdurchblutungsstörung. Am häufigsten findet sich ein Verschluß des Hauptstamms oder eines Asts der A. mesenterica superior. Aufgrund effizienter Umgehungskreisläufe wird insbesondere der allmählich entstandene Verschluß von proximalen Viszeralarterien relativ gut toleriert. Bei einigen Patienten kann sogar der Verschluß zweier Gefäße asymptomatisch bleiben, während andererseits geringradige Stenosen bei schlechter Herzleistung

Ischämiesymptome verursachen können. Der angiographische Nachweis des Abgangsverschlusses einer Viszeralarterie oder die Darstellung ausgeprägter Kollateralkreisläufe ist damit nicht mit einer Darmischämie gleichzusetzen.

Die typischen Umgehungskreisläufe bei proximaler Stenosierung oder Verschluß einer Viszeralarterie sind in Tab. 6.1 zusammengefaßt. Häufigste Ursache der Darmischämie ist die Arteriosklerose. Angiographisch zeigen sich arteriosklerotische Plaques der Aorta abdominalis mit Einengung des Viszeralarterienabgangs oder zirkuläre, oft exzentrische Stenosen im proximalen Ab-

Stenose/Verschluß	Kollateralisierung
Truncus coeliacus	A. mesenterica superior → A. supraduodenalis → pankreatikoduodenale Arkaden → retrograd perfundierte A. pancreaticoduodenalis inferior → A. gastroduodenalis → A. hepatica communis
A. mesenterica superior	Riolan-Anastomose I: A. mesenterica inferior → A. colica sinistra → Darmarkaden → retrograd durchströmte A. colica media → A. mesenterica superior
A. mesenterica inferior	1. Riolan-Anastomose II: A. mesenterica superior → A. colica media → Darmarkaden → retrograd perfundierte A. colica sinistra → A. mesenterica inferior 2. Aa. iliacae internae → Aa. rectalis mediae und inferiores → die retrograd durchströmte A. rectalis superior → A. mesenterica inferior

Tabelle 6.1 Kollateralisierung bei Viszeralarterienstenose oder -verschluß

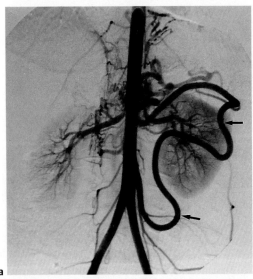
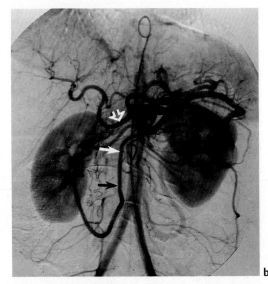

a

b

Abb. 6.12 a, b Abgangsnahe Stenosen von Truncus coelicus und A. mesenterica superior, Riolan-I-Kollaterale. 54jähriger Patient:
a Aortographie mit kaliberkräftiger, von der A. mesenterica inferior ausgehender Kollateralarterie Riolan I (Pfeile).

b In der angiographischen Spätphase Auffüllung der A. mesenterica superior (Pfeile) und der A. hepatica communis (offener Pfeil).

schnitt der Viszeralarterien. Hämodynamisch wirksame Stenosen führen zur Ausbildung von Kollateralkreisläufen (Abb. 6.**12** u. 6.**13**). Thrombembolische Ereignisse führen angiographisch zum glattbogig berandeten Gefäßabbruch bei Kontrastmittelstase proximal des Verschlusses oder zu intraluminal erkennbaren Kontrastmittelaussparungen (Abb. 6.**14**). Im Gegensatz zur chronischen Darmischämie finden sich hier keine Kollateralgefäße. Bei einem spitz zulaufenden Gefäßverschluß ist an eine Gefäßdissektion zu denken, die sehr selten in den unpaaren Aortenästen auftritt. Nach dem vorangegangenen Versuch der selektiven Katheterisierung von Viszeralarterien wurden iatrogene Gefäßdissektionen beobachtet.

Die nichtokklusive mesenteriale Ischämie soll für bis zu 50 % der Darmischämien verantwortlich sein. Die Angiographie ist für die Diagnosesicherung notwendig, gleichzeitig können erste Therapiemaßnahmen eingeleitet werden. Ursache der nichtokklusiven Darmdurchblutungsstörungen ist eine ausgeprägte Vasokonstriktion des mesenterialen Gefäßbetts im Rahmen einer Hypovolämie, einer reduzierten kardialen Auswurfleistung, eines Blutdruckabfalls oder eines Schockzustands. Gefährdet sind ältere Patienten mit Herzerkrankungen oder nach größeren chirurgischen Eingriffen. Über den Renin-Angiotensin-Aldosteron-Mechanismus bleibt die Vasokonstriktion auch nach Beseitigung der auslösenden Ursache beste-

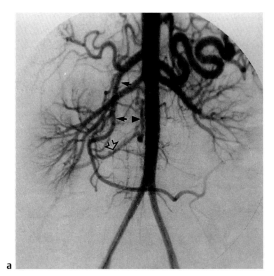

a

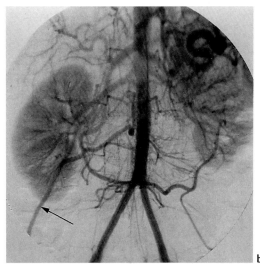

b

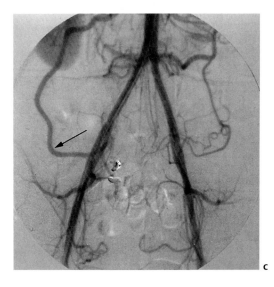

c

Abb. 6.**13 a–c Intestinale Ischämie bei Verschluß von A. mesenterica superior und inferior**. 79jähriger Patient:
a Aortographie mit fehlender Kontrastierung der Abgänge von A. mesenterica superior und inferior. Hypertrophie der A. gastroduodenalis (Pfeile) und der A. pancreaticoduodenalis (offener Pfeil) mit flauer Auffüllung der A. mesenterica superior (Pfeilspitze).
b, c Spätere angiographische Phasen mit Kollateralgefäßkontrastierung aus der A. iliaca interna (Pfeile).

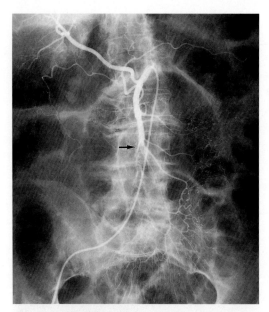

Abb. 6.14 Embolie der A. mesenterica superior. 94jährige Patientin mit absoluter Arrhythmie bei Vorhofflimmern, akut aufgetretene abdominale Schmerzen. Emboliebedingter glattbogiger Abbruch der Kontrastierung im Gefäß (Pfeil). Zusätzliche Vasokonstriktion der Gefäßendstrecken im kleinen Becken.

hen und führt unbehandelt zu Darmnekrosen. Richtungweisender angiographischer Befund ist eine ausgeprägte Vasokonstriktion im mesenterialen Gefäßbett mit wechselnd ausgeprägten Gefäßkonstriktionen und fehlender Kontrastierung kleiner intramuraler Äste (Abb. 6.**15**). Als Hinweis auf einen hohen mesenterialen Gefäßwiderstand kommt es trotz niedriger Flowraten zum Kontrastmittelreflux in die Aorta abdominalis. Wird die Diagnose einer nichtokklusiven mesenterialen Ischämie gestellt, sollte als erste therapeutische Maßnahme über den Katheter eine selektive intraarterielle Infusion von vasodilatativen Medikamenten (Papaverin) angeschlossen werden.

Der angiographische Nachweis einer Mesenterialvenenthrombose ist schwieriger als die Diagnostik der arteriellen Strombahn, da sich die Venen nur indirekt in der Spätphase nach Kontrastmittelinjektion in die A. mesenterica superior darstellen lassen. Bezüglich des Atemstillstands und der Bewegungsruhe werden hohe Anforderungen an den Patienten gestellt. Im typischen Fall einer akuten Thrombose finden sich umflossene Kontrastmittelaussparungen in den Venen. Beglei-

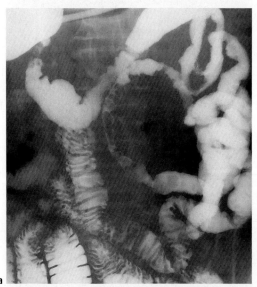

a

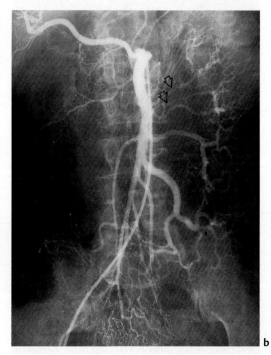

b

Abb. 6.15 a, b Nichtokklusive mesenteriale Ischämie. 64jähriger Patient mit Zustand nach Hinterwandinfarkt, abdominale Schmerzen:
a Ausgeprägte stenosierend-ulzerierende Jejunitis mit Faltenverlust.
b Vasokonstriktionsbedingte Kaliberschwankungen in jejunalen Seitenästen der A. mesenterica superior (Pfeile).

tend sind häufig arterielle Spasmen der betroffenen Segmente zu beobachten. Chronische Venenverschlüsse, die nach Bestrahlung, Trauma oder tumorbedingt entstehen, führen zu einem segmentalen Hochdruck des venösen mesenterialen Systems mit Ausbildung von mesenterialen Varizen.

Blutungen

Akute gastrointestinale Blutungen. Hier liegt die Gesamtmortalität auch heute noch bei ca. 10 %. *Obere gastrointestinale Blutungen* im Bereich von Ösophagus, Magen und Duodenum sind etwa 10mal häufiger als *untere gastrointestinale Blutungen* im Dünn- und Dickdarm. Eine *isolierte Dünndarmblutung* ist mit ca. 1 % aller gastrointestinalen Blutungen sehr selten.

Beim klinischen Verdacht auf eine obere gastrointestinale Blutung (*Leitsymptom: Hämatemesis*) erfolgt die Primärdiagnostik meist endoskopisch, da in gleicher Sitzung über eine angeschlossene Sklerosierung oder Unterspritzung der Blutungsquelle die Blutung gestillt werden kann. Beim Verdacht auf eine untere gastrointestinale Blutung (*Leitsymptom: Hämatochezie*) wird häufig zunächst eine Koloskopie durchgeführt. Die wichtigsten Blutungsursachen wie Divertikel, Kolonkarzinom und entzündliche Dickdarmerkrankung lassen sich damit gut diagnostizieren. Bei einer unteren gastrointestinalen Blutung und einem unauffälligen Koloskopiebefund ergibt sich die Indikation zur Notfallangiographie.

Zum Nachweis der Blutungsquelle ist die selektive Darstellung des Stromgebiets der A. mesenterica superior und, sofern sich hier kein auffälliger Befund ergab, der A. mesenterica inferior notwendig. Voraussetzung für den angiographischen Nachweis und die Lokalisation der Darmblutung ist eine Blutungsstärke von mindestens 1–2 ml/Minute. Die Blutung zeigt sich im Angiogramm als Kontrastmittelextravasion, die sich als dichte, extravasale, über die venöse Phase hinaus persistierende Kontrastmittelansammlung nachweisen läßt (Abb. 6.**16**). Bei der Untersuchung in DSA-Technik können Artefakte durch die Darmperistaltik die Beurteilung erschweren. Die wiederholte Gabe von Antiperistaltika und die superselektive Darstellung der suspekten Region führen zur Klärung des Befunds.

Subakute und chronische gastrointestinale Blutungen. Blutungen mit konstant oder intermittierend positivem Blutnachweis im Stuhl und Vorliegen einer Eisenmangelanämie führen, sofern oberer Gastrointestinaltrakt und Kolon endoskopisch

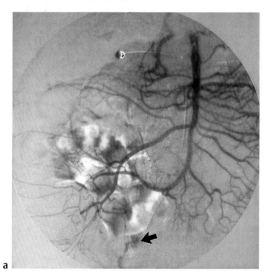 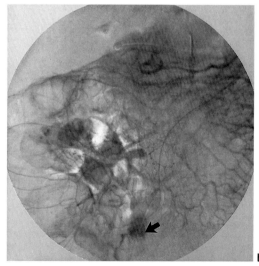

a   b

Abb. 6.**16 a, b**   **Dünndarmblutung**. 53jähriger Patient mit unterer gastrointestinaler Blutung. In der angiographischen Spätphase konstanter Nachweis des intraluminalen, blutungsbedingten Kontrastmitteldepots in einer Ileumschlinge (Pfeil). Darmperistaltikbedingte Artefakte im rechten Mittelbauch.

oder radiologisch unauffällig sind, zum Verdacht auf eine Blutungsquelle im Dünndarm. In erster Linie kommen *Angiodysplasien* oder *Dünndarmtumoren* in Betracht. Während Dünndarmtumoren in der Dünndarmdoppelkontrastuntersuchung nachweisbar sind (s. Kap. 4) führen Gefäßmißbildungen nur sehr selten zu polypösen Füllungsdefekten. Den Schnittbildverfahren kommt hier keine besondere Bedeutung zu, da es sich meist um diskrete Befund handelt, die weder in der Sonographie noch in der CT erfaßbar sind. Untersuchungsverfahren der Wahl zur Diagnostik der typischerweise im unteren Dünndarm oder Colon ascendens lokalisierten Angiodysplasie ist die Angiographie (Abb. 6.**17**). Nach selektiver oder superselektiver Kontrastmittelinjektion in das Stromgebiet der A. mesenterica superior finden sich Gefäßknäuel an der antimesenterialen Seite des Darms. Das Kontrast-

mittel stagniert lange in den abführenden Venen, wobei im Fall der häufigsten Angiodysplasielokalisation in der Zäkalregion die V. iliocolica intensiv kontrastiert ist. Da Angiodysplasien auch als Zufallsbefund nachgewiesen wurden, ist ihr angiographischer Nachweis nicht beweisend dafür, daß dieser Befund tatsächlich der gesuchten Blutungsquelle entspricht.

Selten lassen sich intraluminale Blutansammlungen in der CT als hyperdense, im Darmlumen gelegene Flüssigkeitsansammlungen nachweisen. Nach einem stumpfen Bauchtrauma oder spontan im Rahmen einer Antikoagulation kann es zu intramuralen Darmeinblutungen kommen, die sich im Sonogramm und in der CT als Wandverdickung manifestieren. Die Dichte der Darmwand ist in Abhängigkeit vom Blutungsstadium erhöht oder normal (Abb. 6.**18**).

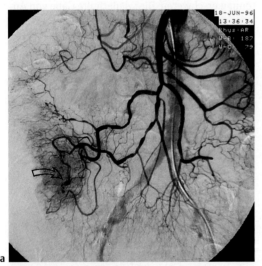
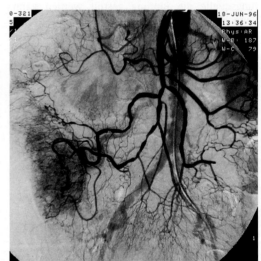

Abb. 6.**17 a, b** **Angiodysplasie des Zäkums**. 71jähriger Patient mit rezidivierenden unteren gastrointestinalen Blutungen. Generalisierte Arteriosklerose der Mesenterialarterien. Gefäßdysplasien im Zäkum, kleines blutungsbedingtes Kontrastdepot (Pfeil).

Abb. 6.**18 a,b   Intramurale Darmblutung**. 34jähriger Patient unter
Marcumartherapie:
a Sellink-Untersuchung mit Darmlumeneinengung und Verdickung
einzelner Falten (Pfeile).
b Einblutungsbedingte Wandverdickung einzelner Jejunalschlingen
im linken Mittelbauch (Pfeile), Dich-
temessungen ergaben 52–56 HE.

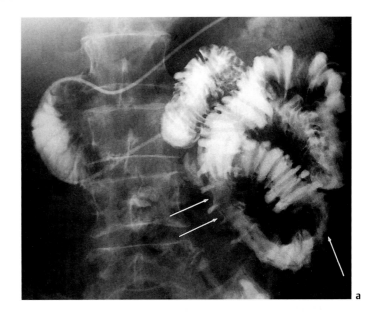

a

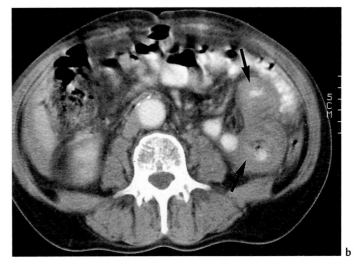

b

Entzündliche und dilatierende Gefäßerkrankungen, arteriovenöse Fisteln

Entzündliche Gefäßerkrankungen

■ Purpura Schoenlein-Henoch

Bei dieser meist im Kindesalter auftretenden Erkrankung weisen blutige Stühle, Übelkeit und Bauchschmerzen auf eine Darmbeteiligung hin, mit der in bis zu 60 % der Fälle zu rechnen ist. Im Rahmen der zugrundeliegenden allergischen Vaskulitis kommt es zu intramuralen Einblutungen mit ödematöser Schwellung. Als CT-Korrelat wurden Wandverdickungen der betroffenen Schlingen mit Lumeneinengung beschrieben.

■ Arteriitis

Eine Beteiligung der Aorta abdominalis und ihrer großen Abgänge im Rahmen einer Takayasu-Arteriitis ist äußerst selten. Sie kann zum Verschluß des Truncus coeliacus und A. mesenterica superior führen. Die A. mesenterica inferior ist dagegen meist nicht betroffen und als Umgehungskreislauf erweitert.

■ Panarteriitis nodosa

Eine Beteiligung der Mesenterialgefäße ist bei etwa 50 % der Patienten mit einer Panarteriitis nodosa zu finden. Der Befall mesenterialer Gefäße führt zu abdominalen Schmerzen, Übelkeit, Gewichtsverlust und Blutungen. Mesenterialarterieninfarkte sind selten. Angiographisch finden sich multiple sackförmige Aneurysmen der mittleren und kleinen Äste der Viszeral- und Nierenarterien. Die Größe der Aneurysmen ist unterschiedlich (Abb. 6.**19**). Daneben zeigen sich unregelmäßige Lumina der mittleren und kleinen Gefäße sowie selten Hämatome oder Blutungen nach einer Aneurysmaruptur.

Dilatierende Gefäßerkrankungen

■ Aneurysma

Erweiterungen der viszeralen Arterien im Sinne eines Aneurysmas sind selten, meist werden sie zufällig entdeckt. Am häufigsten sind *Aneurysmen der A. lienalis*, ätiologisch stehen hier arteriosklerotische Wandveränderungen im Vordergrund. Die meisten der insgesamt sehr seltenen Aneurysmen der *A. mesenterica superior* sind entzündlicher Genese. Nach der Aorta ist die A. mesenterica superior der zweithäufigste Sitz von mykotischen Aneurysmen. Ferner werden *angeborene, traumati-*

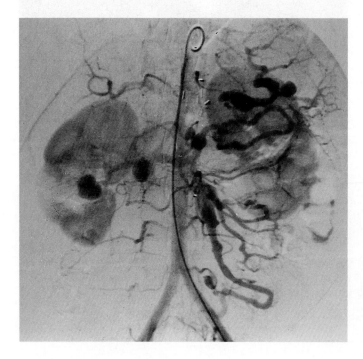

Abb. 6.**19** **Gefäßaneurysmata bei Panarteriitis nodosa**. 53jährige Patientin, vorangegangen sind mehrere Bypassoperationen der Viszeralgefäße. Aortographie mit multiplen Gefäßaneurysmata der Nieren- und Viszeralarterien.

sche und *arteriosklerotische* Aneurysmen der A. mesenterica superior beobachtet. Größere, zentral gelegene Aneurysmen lassen sich computertomographisch als kontrastmittelperfundierte Gefäßerweiterungen nachweisen. Am häufigsten werden Aneurysmen als Zufallsbefund bei einer Angiographie beobachtet.

Arteriovenöse Fisteln

Im Bereich der Gefäße des Verdauungstrakts sind arteriovenöse Fisteln selten. Angeborene Verände-

rungen treten im Rahmen erblicher Syndrome auf, so findet sich bei Patienten mit *Klippel-Trenaunay-Syndrom* eine Angiomatose des Kolons. Beim *Morbus Osler* können Hämangiome im Verdauungstrakt angetroffen werden. Als häufigste Manifestation treten gastrointestinale Blutungen auf (s. oben). *Erworbene* arteriovenöse Fisteln können postoperativ entstehen. Angiographisch zeigen arteriovenöse Fisteln eine frühe venöse Füllung (Abb. 6.**20**). Angiome und Hämangiome sind als erweiterte, geschlängelte Gefäßareale erkennbar.

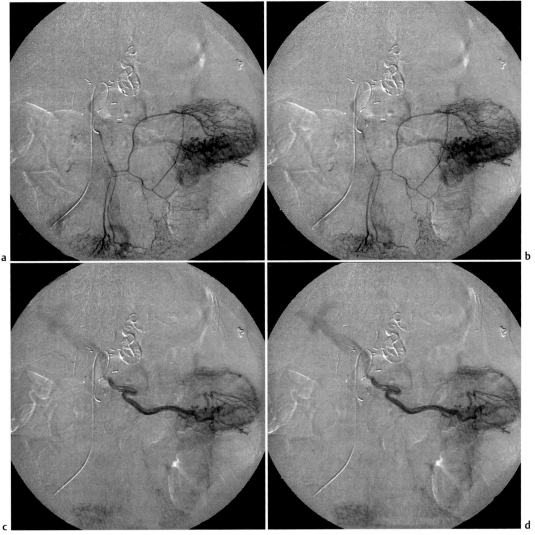

a
b
c
d

Abb. 6.**20 a–d**   **Arteriovenöse Malformation**. 70jährige Patientin mit akuter gastrointestinaler Blutung:
a, b Arterielle Phase mit Kontrastierung der arteriovenösen Shuntverbindungen.

c, d Kapillar-venöse Phase mit frühzeitiger Mesenterial- und Pfortadervenenkontrastierung.

Literatur

Alpern, M.B., G.M. Glazer, I.R. Francis: Ischemic or infarcted bowel. CT findings. Radiology 166 (1988) 149–152

Antes, G., M. Neher, V. Hiemeyer, A. Burger: Gastrointestinal bleeding of obscure origin: role of enteroclysis. Europ. Radiol. 6 (1996) 851–854

Balthazar, E.J.: CT of the gastrointestinal tract: principles and interpretation. Amer. J. Roentgenol. 156 (1991) 23–32

Bartnick, B.J., D.M. Balfe: CT appearance of intestinal ischemica and intramural hemmorrhage. Radiol. Clin. N. Amer. 39 (1994) 845–860

Cho, K.C., S.R. Baker: Extraluminal air. Diagnosis and significance. Radiol. Clin. N. Amer. 32 (1994) 829–844

Cipolla, D.M., S.J. Boley, S. Luchs, B. Pasternak, et al.: Chronic mesenteric ischemia presenting as chronic diarrhea and weight loss with pneumatosis intestinalis. Gastroenterology 4 (1996) 134–141

Clark, R.A.: Computed tomography of bowel infarction. J. Comput. assist. Tomogr. 11 (1987) 757–762

Clark, R.A., T.E. Gallant: Acute mesenteric ischemia: angiographic spectrum. Amer. J. Roentgenol. 142 (1984) 555–562

Coralnick, J.R., J.A. Budin, A. Sedarat: Inferior mesenteric vein thrombosis in Crohn's disease: CT diagnosis. J. Comput. assist. Tomogr. 20 (1996) 168–169

Desai, R.K., J.R. Tagliabue, S.A. Wegryn, D.M. Einstein: CT evaluation of the wall thickening in the alimentary tract. Radiographcs 11 (1991) 771–783

Endress, C., D.G. Gray, G. Wollschlaeger: Bowel ischemia and perforation after cocaine use. Amer. J. Roentgenol. 159 (1992) 73–75

Feczko, P.J., D.G. Mezwa, M.C. Farah, B.D. White: Clinical significance of pneumatosis of the bowel wall. Radiographics 12 (1992) 1060–1078

Fischer, K.: Computed tomography of colonic pneumatosis intestinalis with mesenteric and portal venous air. J. Comput. assist. Tomogr. 8 (1984) 573–574

Herlinger, H., M.S. Levine, E.E. Furth, D. Moonka: Arteriovenous malformation of the small bowel diagnosed with enteroclysis. Amer. J. Roentgenol. 159 (1992) 1225–1226

James, S., DM. Balfe, J.K.T. Lee, D. Picus: Small-bowel disease: categorization by CT examination. Amer. J. Roentgenol. 148 (1987) 863–868

Kim, J.Y., H.K. Ha, J.Y. Byun, J.M. Lee, et al.: Intestinal infarction secondary to mesenteric venous thrombosis: CT-pathologic correlation. J. Comput. assist. Tomogr. 17 (1993) 382–385

Klein, H.M., R. Lensing, B. Klosterhalfen, C. Tons, R.W. Günther: Diagnostic imaging of mesenteric infarction. Radiology 197 (1995) 79–82

Kroger, W., N. Hasse, U. Kandler: Diagnostic strategy in diseases of the small intestine. Radiol. diagn. 30 (1989) 407–411

Kurosawa, S., H. Kuwata, K. Kushibiki, K. Akimoto, T. Hashimoto, T. Kohima: The value of RI scintigraphy and angiography in small intestinal bleeding–report of eight cases. Gastroenterol. jap. 26, Suppl. 3 (1991) 129–132

Lane, M.J., D.S. Katz, R.E. Mindelzun, R.B. Jeffrey Jr.: Spontaneous intramural small bowel haemorrhage: importance of non-contrast CT. Clin. Radiol. 52 (1997) 378–380

Maglinte, D.D.T., F.M. Kelvin, K. O'Connor, J.C. Lappas, S.M. Chernish: Current status of small bowel radiography. Abdom. Imag. 21 (1996) 247–257

Mirvis, S.E., K. Shanmuganathan, R. Erb: Diffuse small-bowel ischemia in hypotensive adults after blunt trauma (shock bowel): CT findings and clinical significance. Amer. J. Roentgenol. 163 (1994) 1375–1379

Moch, A., H. Herlinger, M.I. Kochman, M.S. Levine, S.E. Rubesin, I. Laufer: Enteroclysis in the evaluation of obscure gastrointestinal bleeding. Amer. J. Roentgenol. 163 (1994) 1381–1384

Monk, J.E., B.A. Smith, J.P. O'Leary: Arteriovenous malformations of the small intestine. Sth. med. J. 82 (1989) 18–22

Noh, H.M., E.K. Fishman, D.A. Bluemke: Isolated common iliac artery aneurysm rupturing into small bowel: CT appearance. Abdom. Imag. 20 (1995) 521–522

Pollak, J.S., M. Bennick, D.F. Denny Jr., D. Markowitz: Chronic intestinal bleeding due to mesenteric vascular insufficiency. Amer. J. Roentgenol. 157 (1991) 1203–1204

Rehm, P.K., F.B. Atkins, H.A. Ziessman: Positive techneti-um-99m-red blood cell gastrointestinal bleeding scan after barium small-bowel study. J. nucl. Med. 37 (1996) 643–645

Reuter, St. R., H.C. Redman, K.J. Cho: Gastrointestinal Angiography, 3rd ed. Saunders, Philadelphia 1986

Rosen, A., M. Korobkin, P.M. Silverman, N.R. Dunnick, F.M. Kelvin: Mesenteric vein thrombosis: CT identification. Amer. J. Roentgenol. 143 (1986) 83–86

Scheidler, J., A. Stabler, G. Kleber, D. Neidhardt: Computed tomography in pneumatosis intestinalis: differential diagnosis and therapeutic consequences. Abdom. Imag. 20 (1995) 523–528

Schmidt, S.P., J.F. Boskind, D.C. Smith, R.D. Catalano: Angiographic localization of small bowel angiodysplasia with use of platinum coils: J. vasc. intervent. Radiol. 4 (1993) 737–739

Singer A.A.: Value of CT in localizing site of gastrointestinal hemorrhage following negative angiography. Abdom. Imag. 20 (1995) 31–32

Siskind, B.N., M.I. Burrel, H. Pun, R. Russo, W. Levin: CT demonstration of gastrointestinal involvement in Henoch-Schoenlein syndrome. Gastrointest. Radiol. 10 (1985) 352–354

Smerud, M.J., C.D. Johnson, D.H. Stephens: Diagnosis of bowel infarction: a comparison of plain films and CT scans in 23 cases. Amer. J. Roentgenol. 154 (1990) 99–103

Taourel, P.G., M. Deneuville, J.A. Pradel, D. Regent, J.M. Bruel: Acute mesenteric ischemia: diagnosis with contrast-enhanced CT. Radiology 199 (1996) 632–636

Tillotson, C.L., S.C. Geller, L. Kantrowitz, M.R. Eckstein, A.C. Waltman, C.A. Athanasoulis: Small bowel hemorrhage: angiographic localization and intervention. Gastrointest. Radiol. 13 (1988) 207–211

7 Spezielle Krankheitsbilder

Entwicklungsstörungen

Die normale Lage des Dünndarms im Abdomen ist das Ergebnis einer ungestörten Entwicklung in der embryonalen Phase, die in der 3. Woche beginnt und in der 12. Woche abgeschlossen ist. Vereinfacht dargestellt handelt es sich dabei um eine 270°-Drehung des Darms um die Achse der A. mesenterica superior im Gegenuhrzeigersinn.
Die Darmrotation erfolgt in 3 Phasen:

Phase 1. Als Folge eines starken Längenwachstums in der 6. Woche wandert der Darm aus Platzgründen nach ventral in die Nabelschnur (Zölom = physiologische Hernie) und kehrt unter Drehung in der 10. Woche in die Bauchhöhle zurück. Dabei rotieren die ventralen Darmschlingen vom Fetus aus gesehen nach rechts und kaudal, die dorsalen Schlingen einschließlich Zäkum nach links und kranial. Diese Phase der Darmrotation bewirkt eine 90°-Drehung.

Phase 2. Die 2. Phase beginnt nach dem Wiedereintritt des Darms in die Bauchhöhle. Zu diesem Zeitpunkt liegt der Dünndarm zunächst rechts der A. mesenterica superior. Er rotiert dann weitere 180°, so daß am Schluß der Drehung das mitrotierte Zäkum rechts im Abdomen vor dem Dünndarm liegt. Das Querkolon verläuft jetzt quer vor der A. mesenterica superior; während es wächst, schiebt es das Zäkum in die rechte Fossa iliaca und das Colon descendens nach links in die linke Flanke.

Phase 3. Die 3. Phase umfaßt die Fixierung des Darms auf seiner mesenterialen Unterlage. Das duodenale Mesenterium verkürzt sich und fixiert den Zwölffingerdarm in seiner retroperitonealen Position an der hinteren Bauchwand. Das Mesenterium des Zäkums, des Colon ascendens und des Colon descendens verkürzen sich ebenfalls und obliterieren; nur das Colon transversum und das Colon sigmoideum behalten ihr Mesenterium. Die duodenojejunale Flexur mit ihrer posterioren Fixierung liegt links der Wirbelsäule, so daß die mesenteriale Achse von Jejunum und Ileum von links oben nach rechts unten verläuft

Störungen der Darmrotation. Normalerweise liegt das Jejunum im linken Oberbauch, das Ileum im rechten unteren Abdomen und die Flexura duodenojejunalis links paravertebral. *Darmdrehungs- oder Fixationsstörungen* führen zur:

- Nonrotation,
- Malrotation I,
- Malrotation II

Diesen Störungen gemeinsam und wichtigster röntgenologischer Hinweis auf eine Rotationsanomalie ist das Fehlen der median oder links paravertebral gelegenen duodenojejunalen Flexur. Bei der *Nonrotation* kommt die Darmdrehung bereits nach der ersten 90°-Drehung zum Stillstand. Der gesamte Dünndarm liegt damit in der rechten Abdomenhälfte, das Kolon in der linken Hälfte. Bei der *Malrotation I* ist die Nabelschleifendrehung bei 180° zum Stillstand gekommen, während bei der *Malrotation II* nach anfänglicher 90°-Drehung in normaler Richtung eine bis zu 90°-Drehung in entgegengesetzter Richtung erfolgt. Bei unvollständiger Drehung und/oder Fixierung (Störung der Phase II) bleibt der Darm unrotiert rechts liegen; auch das Zäkum hat die Drehung nicht mitgemacht, liegt links der Wirbelsäule und hat sein Mesenterium behalten. Das Colon ascendens verläuft nach kranial zur großen Magenkurvatur, wo ein kurzes Transversum die Verbindung zum Colon descendens, das sich in normaler Position befindet, herstellt (Abb. 7.1). Vom Duodenum bis zur linken Flexur ist der gesamte Darm unfixiert und hängt an einem einzigen Mesenterium (Mesenterium commune) mit schmaler Basis, so daß die Gefahr des Volvulus gegeben ist. Diese Situation ist bei Patien-

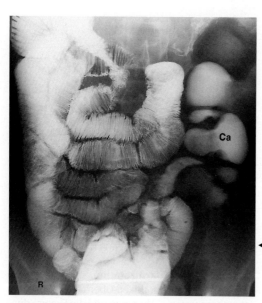

ten ohne Obstruktion ein Überraschungsbefund. Bei der Bariumstudie liegt die duodenojejunale Flexur nicht links der Wirbelsäule und auf Höhe des Pylorus, sondern weiter kaudal – rechts oder links der Wirbelsäule. Im CT ist die Malrotation am vertauschten Verlauf der oberen Mesenterialgefäße erkennbar (die V. mesentrica superior verläuft medial von der Arterie). Nur 10 % der Entwicklungsstörungen werden klinisch apparent durch Obstruktion, Volvulus, selten auch durch Ischämie. Bei Kindern stehen galliges Erbrechen und rektale Blutungen klinisch im Vordergrund.

◀ Abb. 7.1 **Nonrotation.** Zufallsbefund bei einer 32jährigen Patientin. Die Dünndarmschlingen liegen in der rechten Abdomenhälfte, das Colon ascendens ist im linken Unterbauch lokalisiert.
C.a. Colon ascendens

Meckel-Divertikel

Die offene Verbindung zwischen Dünndarm und Nabel (Ductus omphaloentericus) obliteriert in der 5. Woche. Als persistierender Rest dieses Gangs kann eine fingerförmige Ausstülpung an der antimesenterialen Ileumwand erhalten sein. Das Meckel-Divertikel ist mit normaler Dünndarmschleimhaut ausgekleidet, heterotopes Gewebe (Magenschleimhaut, Pankreas) kommt in 20–30 % der Fälle vor. Mit einer Inzidenz von 1–4 % ist das Meckel-Divertikel die häufigste angeborene Dünndarmanomalie. Ungefähr 10 % der Betroffenen erkranken an einer Komplikation (Tab.7.1).

Häufigste Ursache zur Suche nach einem Meckel-Divertikel ist die intestinale Blutung. Ge-

nerell gilt, daß in der akuten Blutungsphase die Angiographie als primäre Untersuchungsmodalität einzusetzen ist. Das Enteroklysma ist erfolgreich, wenn ein ausreichend weiter Divertikelhals den Eintritt von Barium erlaubt. Das Divertikel imponiert als strukturloser, glatt begrenzter Sack unterschiedlicher Größe (Abb. 7.**2** u. 7.**3**), der Barium retinieren kann, während das kommunizierende Ileumsegment schon ausgewaschen ist. Am Übergang vom Ileumlumen zum Divertikel sind Kerckring-Falten „triangulär" angeordnet. Das mit einer relativ hohen Rate an falsch negativen Ergebnissen belastete Enteroklysma wird im klinischen Alltag durch die ^{99m}Tc-(Technetium) Pertechnetat-

Tabelle 7.**1**   Komplikationen des Meckel-Divertikels (nach Rossi u. Mitarb.)

Symptome	Häufigkeit	Kommentar
Obstruktion	34–53 %	bei Invagination, Volvulus und Strangulation durch ein Gewebsband zwischen Divertikel und Bauchwand
Divertikulitis	13–31 %	auf dem Boden von heterotoper Magenschleimhaut, bei Fremdmaterial (Enterolith, eingedickter Darminhalt)
Blutung	12–25 %	blutendes Ulkus in heterotoper Magenschleimhaut (Kinder!)
Tumor	3 %	Adenokarzinom, Karzinoid, Leiomyom und andere

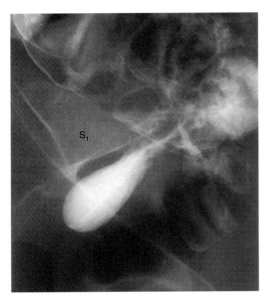

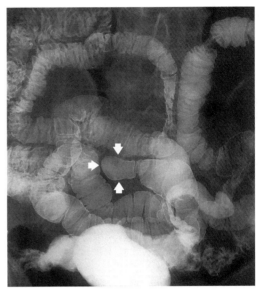

Abb. 7.**2** **Meckel-Divertikel**. 43jähriger Patient mit rezidivierenden gastrointestinalen Blutungen. Strukturlose Wandausstülpung mit glatten Konturen in Höhe von S$_1$. Operative Befundbestätigung.

Abb. 7.**3** **Meckel-Divertikel**. Zufallsbefund bei einem 61jährigen Patienten. Das Divertikel ist im präterminalen Ileum, ca. 25 cm vor der Bauhin-Klappe lokalisiert (Pfeile).

Szintigraphie ergänzt. Dabei liefert die umschriebene Akkumulation von radioaktivem Tracer den Hinweis auf eine heterotope Magenschleimhaut. Bei Kindern mit einer unteren gastrointestinalen Blutung wird der „Meckel-Scan" als nichtinvasives Verfahren primär eingesetzt.

Naturgemäß sind Meckel-Divertikel immer solitär, antimesenterial und am Ileum lokalisiert. Pseudodivertikel beim Morbus Crohn sind meist multipel und gehen mit (bzw. sind verursacht durch) einer narbigen Schrumpfung der mesente-rialen Kontur des befallenen Segments einher. Divertikel, die die anatomische Grundlage für ein Malabsorptionssyndrom darstellen können (s. Kap. 3), kommen bevorzugt im Jejunum vor, liegen mesenterial und treten in Mehrzahl auf. Diese Divertikel bestehen nicht aus den normalen Schichten der Dünndarmwand.

Invertierte Meckel-Divertikel sind polypöse oder längliche Füllungsdefekte im Lumen, die glattwandig und leicht verformbar sind.

Hernien

Der Dünndarm kann in *innere* oder *äußere Hernien* verlagert sein, so daß bei einer Einklemmung eine Unwegsamkeit der Passage entsteht, die bis zum Strangulationsileus eskalieren kann. Äußere Hernien mit Dünndarminhalt sind meist radiologische Zufallsbefunde ohne klinische Bedeutung, die im Stehen und beim Pressen auffallen (Abb. 7.**4** u. 7.**5**). Die spontane Reponibilität einer solchen, meist inguinalen oder femoralen Hernie ist auf einer Aufnahme im Stehen und im Liegen einfach zu dokumentieren. Im seitlichen Strahlengang läßt sich der Dünndarm in Narbenhernien im Bereich der vorderen Bauchwand leicht nachweisen.

Innere Hernien sind abnorm weite Bauchfelltaschen, in die Dünndarm eindringen kann. Die paraduodenale Hernie ist Folge einer unvollständigen Fusion von parietalem Peritoneum und Mesenterium. Im Röntgenbild sieht man zirkulär angeordnete Jejunumschlingen, die vom übrigen Darm separiert erscheinen. Viel häufiger als Hernien sind Briden und Verwachsungen nach chirurgischen Baucheingriffen die Ursache für einen mechanischen Ileus (Abb. 7.**6**). Die Kenntnis der Anamnese und die Abdomenleeraufnahme reicht in der Regel aus, um das Krankheitsbild richtig einzuschätzen. (s. Kap. 2).

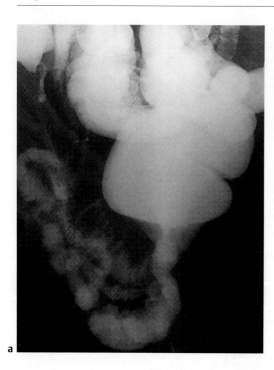

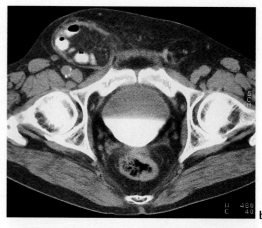

Abb. 7.**4 a, b** **Leistenhernie rechts**. 62jähriger Patient mit bekanntem Leistenbruch. Kontrastmittelgefüllte Dünndarmschlingen finden sich innerhalb des großen Bruchsacks. Keine Obstruktionszeichen.

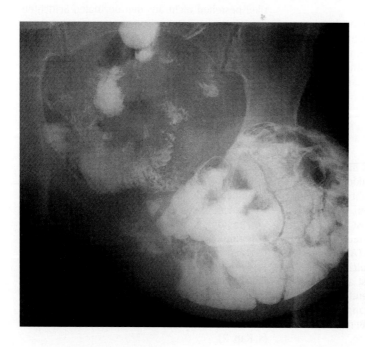

Abb. 7.**5** **Große Bauchwandhernie**. 73jährige, sehr adipöse Patientin. Kontrastierte Dünndarmschlingen finden sich innerhalb des ventral gelegenen Bruchsacks.

Abb. 7.6 Postoperativer Verwachsungsbauch bei ▶
Briden. 52jähriger Patient mit Zustand nach mehrfachen Laparotomien und rezidivierenden Ileuszuständen. Rascher Wechsel von stenosierten und dilatierten Jejunumsegmenten.

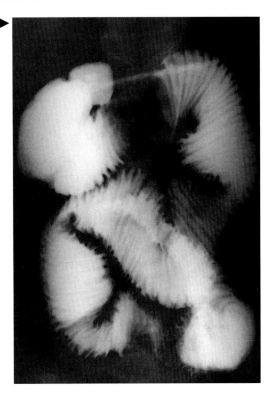

Fremdkörper

Bei Personen mit normalen Ernährungsgewohnheiten und regelrechter Kautätigkeit sind oral aufgenommene Fremdkörper oder Fremdkörper aus Nahrungsbestandteilen im Dünndarm sehr selten. Patienten aus dem Bereich der Pädiatrie, der (Geronto-) Psychiatrie oder der forensischen Medizin können vielfältige Fremdkörper im Dünndarm aufweisen, die aufgrund ihrer Konfiguration und Materialbeschaffenheit meist auf Anhieb erkannt werden. Medikamentenreste, Jagdmunition (Schrot), Münzen u.a. sind schon auf der Abdomenleeraufnahme zu identifizieren und zu lokalisieren.

Gallensteine

Nach einer Steinperforation in das Duodenum können sich Konkremente unter dem klinischen Bild der Darmobstruktion bemerkbar machen. Neben der Gallenblasenperforation ist ursächlich an die Ausbildung einer cholezystoenteralen Fistel zu denken. Charakteristisch für das Bild des Gallen-steinileus ist eine Abdomenübersichtsaufnahme mit Luft in den Gallenwegen (Aerobilie), mechanischem Dünndarmileus und röntgendichtem Konkrement im Darmlumen. Sonographisch läßt sich der intraluminal gelegene Stein meist nicht nachweisen. Die Gallenwege sind erweitert und aufgrund der Luft vermehrt echogen. In der CT ist die Schichtung und/oder Verkalkung des intraluminalen Fremdkörpers der diagnostische Hinweis auf das Gallenkonkrement. Mit diesem Untersuchungsverfahren läßt sich die Luft in den Gallenwegen zuverlässig nachweisen.

Askaris

Dieser Wurmbefall imponiert im Dünndarm als beweglicher, aber lagestabiler länglicher Füllungsdefekt, der typischerweise eine Kontrastmittelmarkierung seines Verdauungstrakts aufweist (s. Kap. 5). Das mittlere Jejunum ist der bevorzugte Aufenthaltsort. Der mit dem Kopf in der Schleimhaut verhakte Wurm kann sich als ballförmiges

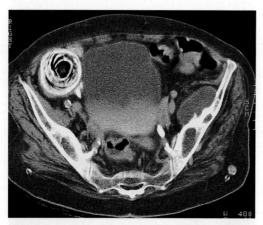

Abb. 7.**7** **Bezoar**. Zufallsbefund bei einer 81jährigen Patientin. Im Rahmen des Tumorstagings bei Rektumkarzinom fand sich eine luftdurchsetzte intraluminale Weichteilmasse in der Ileozäkalregion.

Knäuel mit oder ohne Obstruktion präsentieren. Bei einem ausgeprägten Befall kann das Wurmknäuel im Röntgenbild an Gas in der Darmwand erinnern.

Bezoare

Fremdkörper aus oral aufgenommenem, zusammengeballtem Material werden als Bezoare bezeichnet. Am häufigsten sind *Phytobezoare* aus unverdaulichen Nahrungskomponenten, z.B. Apfelsinenschalen. *Trichobezoare* aus zusammengeknäuelten Haaren finden sich bei mental retardierten Patienten. Bezoare sind meist schalenförmig aufgebaut und enthalten zwischen den Lagen Luft (Abb. 7.**7**).

Postoperativer Dünndarm

Dünndarmresektionen sind zur Behandlung von Stenosen in der Folge chronisch entzündlicher Darmerkrankungen, bei Tumoren, bei Durchblutungsstörungen und bei einem Ileus indiziert. Invaginationen, Perforationen, Traumafolgen und Transplantationen sind seltene Operationsindikationen. Bei Operationen am Magen und an der Bauchspeicheldrüse wird proximaler Dünndarm interponiert. Durch Abknickung, Narbenbildung, Adhäsionen, Briden und ein Tumorrezidiv kann es hierbei oder im postoperativen Verlauf zum Syndrom der *zu-* bzw. *abführenden Schlinge* kommen. Uncharakteristische, meist postprandial auftretende Oberbauchbeschwerden, selten auch ein Malabsorptionssyndrom, prägen das Krankheitsbild.

Bei magenresezierten Patienten ist untersuchungstechnisch zu beachten, daß die Sondenintubation der abführenden Schlinge tief genug erfolgt; dennoch ist ein Reflux in den Magenrest nicht immer zu vermeiden. Die Kontrastmittelpassage durch den operativ verkürzten Dünndarm erfolgt meist überraschend schnell, so daß das rechte Kolon bereits kontrastiert ist, bevor noch die

Doppelkontrastphase eingesetzt hat. Entsprechend muß initial weniger Barium gegeben werden. Unter diesen Bedingungen sind längere Durchleuchtungszeiten zur Verfolgung der Bolusspitze in Kauf zu nehmen.

Wenn der Rhythmus der Kerckring-Falten nicht unterbrochen ist und der Darmdurchmesser nicht abrupt wechselt (Abb. 7.**8**), ist die End-zu-End-Anastomose nur schwer zu identifizieren. Bei Patienten mit Morbus Crohn nach ileozäkaler Resektion oder Hemikolektomie ergibt die Visualisation der neoterminalen Schlinge im Rahmen des Kolonkontrasteinlaufs meist bessere Ergebnisse als bei der Enteroklysmauntersuchung (Abb. 7.**9**). Patienten mit Cock-Anus lassen sich am besten in Seitenlage untersuchen; so wird der bauchdeckennahe, nach außen ausgeleitete Dünndarm im Profil erfaßt und ist der Diagnostik besser zugänglich als en face.

Die Operation nach Child (mesenteriale Plikation) zur Behandlung des chronisch rezidivierenden Ileus wird nur noch selten ausgeführt, da die Rezidivrate hoch ist (Abb. 7.**10**).

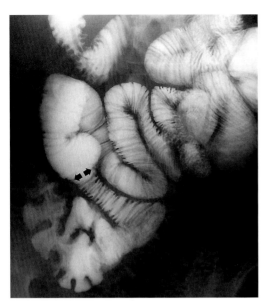

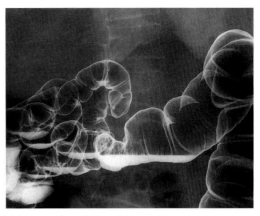

Abb. 7.**9 Ileozäkalresektion aufgrund einer steno-sierenden Crohn-Entzündung**. 36jähriger Patient. Kontrolle der neoterminalen Schlinge mit Kolonkontrasteinlauf. Gute Bildqualität, kein Rezidiv.

Abb. 7.**8 Zustand nach Dünndarmteilresektion**. ?7jähriger Patient mit Dünndarmsegmentresektion nach stumpfem Bauchtrauma mit End-zu-End-Anastomose. Rascher intestinaler Transit (Pfeile).

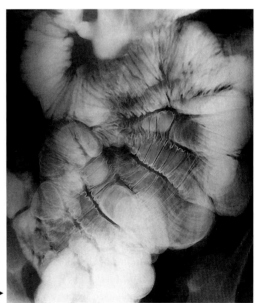

Abb. 7.**10 Operation nach Child**. 19jährige Patientin ▶ mit chronisch rezidivierenden Ileuszuständen.

Literatur

Auringer, S.T., E.S. Scharling, T.E. Sumner: CT of the pediatric gastrointestinal tract. Radiol. Clin. N. Amer. 34 (1996) 701–715

Balthazar, E.J.: Intestinal malrotation in adults: Roentgenographic assessment with emphasis on isolated complete and partial nonrotations. Amer. J. Roentgenol. 126 (1976) 358–367

Black, M.L., P.R. Ros, J.G. Smirniotopoulos, W.W. Olmsted, L.H: Sobin: Intussuscepted Meckel diverticulum: radiologic-pathologic correlation. Comput. Radiol. 11 (1987) 245–248

Braver, J.M., P.D. Clarke: Cholecystoduodenal fistula with impending gallstone ileus. Invest. Radiol. 25 (1990) 757–758

Chisholm, E.M., H.T. Leong, S.C. Chung, A.K. Li: Phytobezoar: an uncommon cause of small bowel obstruction. Ann. roy. Coll. Surgns. Engl. 74 (1992) 342–344

Coskun, A., N. Ozcan, A.C. Durak, I. Tolu, M. Gulec, C. Turan: Intestinal ascariasis as a cause of bowel obstruction in two patients: sonographic diagnosis. J. clin. Ultrasound 24 (1996) 326–328

Daneman, A., M. Myers, B. Schuckett, D.J. Alton: Sonographic appearances of inverted Meckel diverticulum with intussusception. Pediat. Radiol. 27 (1997) 295–298

Frazzini, V.I. Jr, W.J. English, B. Bashist, E. Moore: Case report. Small bowel obstruction due to phytobezoar formation within Meckel diverticulum: CT findings. J. Comput. assist. Tomogr. 20 (1996) 390–392

Hamada, T., O. Ishida, M. Yasutomi: Inverted Meckel diverticulum with intussusception: demonstration by CT. J. Comput. assist. Tomogr. 20 (1996) 287–289

Hommeyer, S.C., G.S. Hamill, J.A. Johnson: CT diagnosis of intestinal ascariasis. Abdom. Imag. 20 (1995) 315–316

Hricak, H., R.L. Vander-Molen: The radiology corner: duodenocolonic fistual with gallstone ileus. Amer. J. Gastroenterol. 69 (1978) 711–715

Inoue, Y., H. Nakamura, S. Mizumoto, H. Akashi: Lesser sac hernia through the gastrocolic ligament: CT diagnosis. Abdom. Imag. 21 (1996) 145–147

Itagaki, A., M. Uchida, K. Ueki, T. Kajii: Double targets sign in ultrasonic diagnosis of intussuscepted Meckel diverticulum. Pediat. Radiol. 21 (1991) 148–149

Johnson, J.F. 3d, R.J. Lorenzetti, E.T. Ballard: Plain film identification of inverted Meckel diverticulum. Pediat. Radiol. 23 (1993) 551–552

Ko, Y.T., J.H. Lim, D.H. Lee, Y. Yoon: Small intestinal phytobezoars: sonographic detection. Abdom. Imag. 18 (1993) 271–273

Krämer, S., J. Görich, B. Poch, J. Merk, R. Sokiranski: Gut vaskularisierter abdomineller Tumor im Kindesalter? Radiologe 37 (1997) 177–179

Kwon, H:Y., R.L. Scott, J.P. Mulloy: Small bowel Procardia XL tablet bezoar mimicking cystic pneumatosis intestinalis. Abdom. Imag. 21 (1996) 142–144

Lasson, A., I. Loren, A. Nilsson, N. Nirhov, P. Nilsson: Ultrasonography in gallstone ileus: a diagnostic challenge. Europ. J. Surg. 161 (1995) 259–263

Long, F.R., S.S. Kramer, R.I. Markowitz, G.E. Taylor: Radiographic patterns of intestinal malrotation in children. Radiographics 16 (1996a) 547–556

Long, F.R., S.S. Kramer, R.I. Markowitz, T.E. Graut, C.A. Liacaras: Intestinal malrotation in children: tutorial on radiographic diagnosis in difficult cases. Radiology 198 (1996b) 775–780

Loren, I., A. Lasson, A. Nilsson, P. Nilsson, N. Nirhov: Gallstone ileus demonstrated by CT. J. Comput. assist. Tomogr. 18 (1994) 262–265

Maglinte, D.D., M.F. Elmore, M. Isenberg, P.A. Dolan: Meckel diverticulum: radiologic demonstration by enteroclysis. Amer. J. Roentgenol. 134 (1980) 925–932

Malde, H.M., D. Chadha: Roundworm obstruction: sonographic diagnosis. Abdom. Imag. 18 (1993) 274–276

Matsagas, M.I., M. Fatouros, B. Koulouras, A.D. Giannoukas: Incidence, complications, and management of Meckel's diverticulum. Arch. Surg. 130 (1995) 143–146

Meyers, M.A.: Internal abdominal hernia. In Meyers, M.A.: Dynamic Radiology of the Abdomen; Normal and Pathologic Anatomy, 2nd ed. Springer, New York 1982

Muroff, L.R., W.J. Casarella, P.M. Johnson: Preoperative diagnosis of meckel diverticulum. Angiographic and radionuclide studies in an adult. J. Amer. med. Ass. 229 (1974) 1900–1902

Nagi, B., R. Kochhar, A.K. Malik: Inverted Meckel diverticulum shown by enteroclysis. Amer. J. Roentgenol. 156 (1991) 1111–1112

Nigogosyan, M., C. Dolinskas: CT demonstration of inflamed Meckel diverticulum. J. Comput. assist. Tomogr. 14 (1990) 140–142

Ozmen, M.N., L. Oguzkurt, B. Ahmet, D. Akata, O. Akhan: Ultrasonographic diagnosis of intestinal ascariasis. Pediat. Radiol. 25, Suppl. 1 (1995) S171–S172

Pantongrag-Brown, L., M.S. Levine, A.M. Elsayed, P.C. Buetow, G.A. Agrons, J.L. Buck: Inverted Meckel diverticulum: clinical, radiologic, and pathologic findings. Radiology 199 (1996) 693–696

Pedersen, P.R., K.K. Petersen, S.W. Topp: Value of ultrasonography in the diagnosis of gallstone ileus. Radiologe 28 (1988) 479–480

Preiss, U., J. Gravinghoff, U. Berg: Die praoperative Diagnostik des blutenden Meckelschen Divertikels mit der 99mTechnetium-Pertechnetat-Szintigraphie. Kinderärztl. Prax. 47 (1979) 374–381

Prior, A., D.F. Martin, P.J. Whorwell: Small bowel phytobezoar mimicking presentation of Crohn's disease. Dig. Dis. Sci. 35 (1990) 1431–1435

Quiroga, S., A. Alvarez-Castells, M.C. Sebastia, E. Pallisa, E. Barluenga: Small bowel obstruction secondary to bezoar: CT diagnosis. Abdom. Imag. 22 (1997) 315–317

Rasmussen, O.S., A. Seerup: Intestinal herniation through the foramen of Winslow. Fortschr. Röntgenstr. 137 (1982) 602–603

Rossi, P., N. Gourtsoyiannis, M. Bezzi, V. Raptopoulos, et al.: Meckel's diverticulum: imaging diagnosis. Amer. J. Roentgenol. 166 (1996) 567–573

Sfakianakis, G.N., G.M. Haase: Abdominal scintigraphy for ectopic gastric mucosa: a retrospective analysis of 143 studies. Amer. J. Roentgenol. 138 (1982) 7–12

Stack, P.E., E. Thomas: Pharmacobezoar: an evolving new entity. Dig. Dis. 13 (1995) 356–364

Stankey, R.M.: Intestinal herniation through the foramen of Winslow. Radiology 89 (1967) 929–930

Swayne, L.C., A. Fillipone: Gallbladder perforation: correlation of cholescintigraphic and sonographic findings with the Niemeier classification. J. nucl. Med. 31 (1990) 1915–1920

Tennenhouse, J.E., S.R. Wilson: Sonographic detection of a small-bowel bezoar. J. Ultrasound Med. 9 (1990) 603–605

Torii, Y., I. Hisatsune, K. Imamura, K. Morita, N. Kumagaya, H. Nakata: Giant Meckel diverticulum containing enteroliths diagnosed by computed tomography and sonography. Gastrointest. Radiol. 14 (1989) 167–169

Verstandig, A.G., B. Klin, R.A. Bloom, I. Hadas, E. Libson: Small bowel phytobezoars: detection with radiography. Radiology 172 (1989) 705–707

Wörtler, K., W. Beerwerth, P.E. Peters: Chronisch rezidivierende Ileuszustände. Radiologe 37 (1997) 95–97

Sachverzeichnis

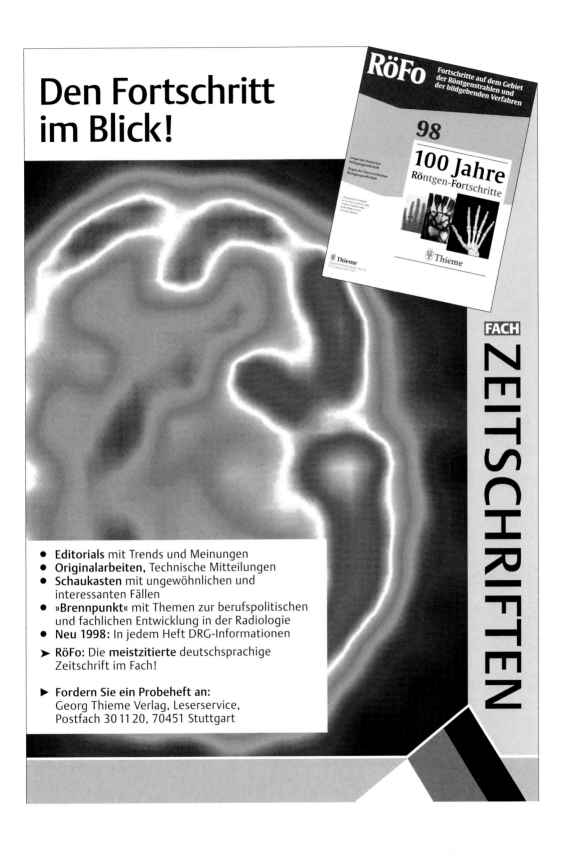

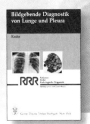
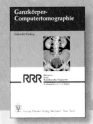
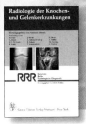
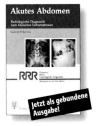
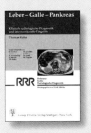
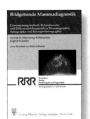
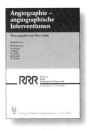
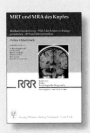
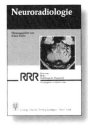
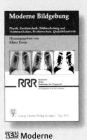
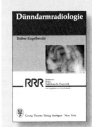